Dr. Jutta Sültz – Renate Sültz – Uwe H. Sültz

Unruhige Beine –

das Restless Legs Syndrom RLS

TAGEBUCH

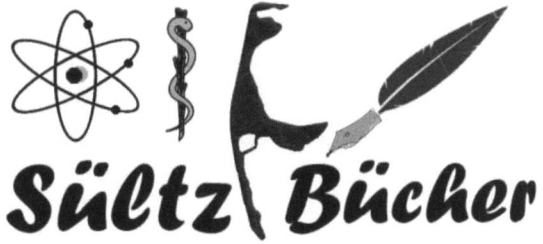

BoD - Books on Demand

Norderstedt 2018

Bibliografische Information durch die Deutsche Nationalbibliothek

Die Deutsche Nationalbibliothek verzeichnet diese Publikation in der Deutschen Nationalbibliografie; detaillierte bibliografische Daten sind im Internet über http://dnb.dnb.de abrufbar.

Beispielseite:

Datum ___21.8.2019___ ich bin aufgewacht durch Schmerzen
ja X nein __ Uhrzeit ___0 Uhr 15___

Schmerzbeginn Uhrzeit ___0 Uhr 15___
Schmerzdauer ca. in Stunden ___4 Stunden___
Schmerzstärke 1 bis 10 ___7___
◄ Schmerzort / Wo ist der Schmerz?
Bitte links in die Beine einzeichnen!
Haben Sie Schmerzmittel eingenommen?
ja X nein __ Uhrzeit ___1 Uhr 30___
gab es Linderung? ja __ nein X
Alkoholkonsum? ja __ nein X
Nikotinkonsum? ja __ nein X
Stress? ja X nein __
tägliche Bewegung? ja X nein __
treiben Sie Sport? ja __ nein X
sitzen Sie viel? ja X nein __

Datum _____ ich bin aufgewacht durch Schmerzen
ja __ nein __ Uhrzeit _____

Schmerzbeginn Uhrzeit _____
Schmerzdauer ca. in Stunden _____
Schmerzstärke 1 bis 10 _____
◄ Schmerzort / Wo ist der Schmerz?
Bitte links in die Beine einzeichnen!
Haben Sie Schmerzmittel eingenommen?
ja __ nein __ Uhrzeit _____
gab es Linderung? ja __ nein __
Alkoholkonsum? ja __ nein __
Nikotinkonsum? ja __ nein __
Stress? ja __ nein __
tägliche Bewegung? ja __ nein __
treiben Sie Sport? ja __ nein __
sitzen Sie viel? ja __ nein __

0 1 2 3 4 5 6 7 8 9 10
keine- leichte- mäßige- stärke- sehr starke- stärkste- stärkste- Schmerzen

© 2018 Dr. Jutta Sültz - Renate Sültz - Uwe H. Sültz

Herstellung und Verlag: BoD – Books on Demand, Norderstedt

ISBN 9-78375-2-84154-1

Das Restless Legs Syndrom (RLS, unruhige Beine, Wittmaack-Ekbom-Syndrom) macht sich durch eine quälende Unruhe, Schmerzen, Kribbeln oder Ziehen in den Beinen bemerkbar. Seltener sind auch die Arme betroffen.

Die unangenehmen Empfindungen treten fast ausschließlich in Ruhe, insbesondere abends, sowie in der Nacht auf, und rauben oft den Schlaf. In schweren Fällen sind die Betroffenen tagsüber so müde, dass sie sich kaum noch konzentrieren können. Das beeinträchtigt ihr Alltagsleben stark.

Autorin Dr. Jutta Sültz leidet seit Jahrzehnten am Restlegs Legs Syndrom. Ebenso ihre Großmutter, Mutter und ihre Geschwister. Ihr Rat ist, dass mit diesem ausgefüllten Tagebuch, zumindest 10 bis 20 Tage oder länger, ein Arzt aufgesucht werden sollte. Weiterhin ist ihr Rat:

KEINEN ALKOHOLGENUSS, NICHT RAUCHEN, VIEL BEWEGUNG, STRESS-VERMEIDUNG, WENIG SITZEN, WECHSELDUSCHEN DER BEINE UND SPORT!

Mein Name: _____

Anschrift/Telefon: _____

Mein Arzt: _____

Regelmäßige Tabletteneinnahme: _____

Leidet ein Familienangehöriger (Vater, Mutter, Großeltern, Geschwister) an RLS?

__ ja __ nein _____

Bemerkungen: _____

_____

_____

_____

_____

Datum _____ ich bin aufgewacht durch Schmerzen
ja __ nein __ Uhrzeit _____

Schmerzbeginn Uhrzeit _____
Schmerzdauer ca. in Stunden _____
Schmerzstärke 1 bis 10 _____
◀ Schmerzort / Wo ist der Schmerz?
Bitte links in die Beine einzeichnen!
Haben Sie Schmerzmittel eingenommen?
ja __ nein __ Uhrzeit _____
gab es Linderung? ja __ nein __
Alkoholkonsum? ja __ nein __
Nikotinkonsum? ja __ nein __
Stress? ja __ nein __
tägliche Bewegung? ja __ nein __
treiben Sie Sport? ja __ nein __
sitzen Sie viel? ja __ nein __

Datum _____ ich bin aufgewacht durch Schmerzen
ja __ nein __ Uhrzeit _____

Schmerzbeginn Uhrzeit _____
Schmerzdauer ca. in Stunden _____
Schmerzstärke 1 bis 10 _____
◀ Schmerzort / Wo ist der Schmerz?
Bitte links in die Beine einzeichnen!
Haben Sie Schmerzmittel eingenommen?
ja __ nein __ Uhrzeit _____
gab es Linderung? ja __ nein __
Alkoholkonsum? ja __ nein __
Nikotinkonsum? ja __ nein __
Stress? ja __ nein __
tägliche Bewegung? ja __ nein __
treiben Sie Sport? ja __ nein __
sitzen Sie viel? ja __ nein __

0 1 2 3 4 5 6 7 8 9 10

keine- leichte- mäßige- starke- sehr starke- stärkste- Schmerzen

Datum _____ ich bin aufgewacht durch Schmerzen
ja __ nein __ Uhrzeit _____

Schmerzbeginn Uhrzeit _____
Schmerzdauer ca. in Stunden _____
Schmerzstärke 1 bis 10 _____
◀ Schmerzort / Wo ist der Schmerz?
Bitte links in die Beine einzeichnen!
Haben Sie Schmerzmittel eingenommen?
ja __ nein __ Uhrzeit _____
gab es Linderung? ja __ nein __
Alkoholkonsum? ja __ nein __
Nikotinkonsum? ja __ nein __
Stress? ja __ nein __
tägliche Bewegung? ja __ nein __
treiben Sie Sport? ja __ nein __
sitzen Sie viel? ja __ nein __

Datum _____ ich bin aufgewacht durch Schmerzen
ja __ nein __ Uhrzeit _____

Schmerzbeginn Uhrzeit _____
Schmerzdauer ca. in Stunden _____
Schmerzstärke 1 bis 10 _____
◀ Schmerzort / Wo ist der Schmerz?
Bitte links in die Beine einzeichnen!
Haben Sie Schmerzmittel eingenommen?
ja __ nein __ Uhrzeit _____
gab es Linderung? ja __ nein __
Alkoholkonsum? ja __ nein __
Nikotinkonsum? ja __ nein __
Stress? ja __ nein __
tägliche Bewegung? ja __ nein __
treiben Sie Sport? ja __ nein __
sitzen Sie viel? ja __ nein __

0 1 2 3 4 5 6 7 8 9 10

keine- leichte- mäßige- starke- sehr starke- stärkste- Schmerzen

Datum _____ ich bin aufgewacht durch Schmerzen
ja __ nein __ Uhrzeit _____

Schmerzbeginn Uhrzeit _____
Schmerzdauer ca. in Stunden _____
Schmerzstärke 1 bis 10 _____
◀ Schmerzort / Wo ist der Schmerz?
Bitte links in die Beine einzeichnen!
Haben Sie Schmerzmittel eingenommen?
ja __ nein __ Uhrzeit _____
gab es Linderung? ja __ nein __
Alkoholkonsum? ja __ nein __
Nikotinkonsum? ja __ nein __
Stress? ja __ nein __
tägliche Bewegung? ja __ nein __
treiben Sie Sport? ja __ nein __
sitzen Sie viel? ja __ nein __

Datum _____ ich bin aufgewacht durch Schmerzen
ja __ nein __ Uhrzeit _____

Schmerzbeginn Uhrzeit _____
Schmerzdauer ca. in Stunden _____
Schmerzstärke 1 bis 10 _____
◀ Schmerzort / Wo ist der Schmerz?
Bitte links in die Beine einzeichnen!
Haben Sie Schmerzmittel eingenommen?
ja __ nein __ Uhrzeit _____
gab es Linderung? ja __ nein __
Alkoholkonsum? ja __ nein __
Nikotinkonsum? ja __ nein __
Stress? ja __ nein __
tägliche Bewegung? ja __ nein __
treiben Sie Sport? ja __ nein __
sitzen Sie viel? ja __ nein __

0
1
2
3
4
5
6
7
8
9
10

keine- leichte- mäßige- starke- sehr starke- stärkste- Schmerzen

Datum _____ ich bin aufgewacht durch Schmerzen
ja __ nein __ Uhrzeit _____

Schmerzbeginn Uhrzeit _____
Schmerzdauer ca. in Stunden _____
Schmerzstärke 1 bis 10 _____
◀ Schmerzort / Wo ist der Schmerz?
Bitte links in die Beine einzeichnen!
Haben Sie Schmerzmittel eingenommen?
ja __ nein __ Uhrzeit _____
gab es Linderung? ja __ nein __
Alkoholkonsum? ja __ nein __
Nikotinkonsum? ja __ nein __
Stress? ja __ nein __
tägliche Bewegung? ja __ nein __
treiben Sie Sport? ja __ nein __
sitzen Sie viel? ja __ nein __

Datum _____ ich bin aufgewacht durch Schmerzen
ja __ nein __ Uhrzeit _____

Schmerzbeginn Uhrzeit _____
Schmerzdauer ca. in Stunden _____
Schmerzstärke 1 bis 10 _____
◀ Schmerzort / Wo ist der Schmerz?
Bitte links in die Beine einzeichnen!
Haben Sie Schmerzmittel eingenommen?
ja __ nein __ Uhrzeit _____
gab es Linderung? ja __ nein __
Alkoholkonsum? ja __ nein __
Nikotinkonsum? ja __ nein __
Stress? ja __ nein __
tägliche Bewegung? ja __ nein __
treiben Sie Sport? ja __ nein __
sitzen Sie viel? ja __ nein __

0
1
2
3
4
5
6
7
8
9
10

keine- leichte- mäßige- starke- sehr starke- stärkste- Schmerzen

Datum _____ ich bin aufgewacht durch Schmerzen
ja __ nein __ Uhrzeit _____

Schmerzbeginn Uhrzeit _____
Schmerzdauer ca. in Stunden _____
Schmerzstärke 1 bis 10 _____
◀ Schmerzort / Wo ist der Schmerz?
Bitte links in die Beine einzeichnen!
Haben Sie Schmerzmittel eingenommen?
ja __ nein __ Uhrzeit _____
gab es Linderung? ja __ nein __
Alkoholkonsum? ja __ nein __
Nikotinkonsum? ja __ nein __
Stress? ja __ nein __
tägliche Bewegung? ja __ nein __
treiben Sie Sport? ja __ nein __
sitzen Sie viel? ja __ nein __

Datum _____ ich bin aufgewacht durch Schmerzen
ja __ nein __ Uhrzeit _____

Schmerzbeginn Uhrzeit _____
Schmerzdauer ca. in Stunden _____
Schmerzstärke 1 bis 10 _____
◀ Schmerzort / Wo ist der Schmerz?
Bitte links in die Beine einzeichnen!
Haben Sie Schmerzmittel eingenommen?
ja __ nein __ Uhrzeit _____
gab es Linderung? ja __ nein __
Alkoholkonsum? ja __ nein __
Nikotinkonsum? ja __ nein __
Stress? ja __ nein __
tägliche Bewegung? ja __ nein __
treiben Sie Sport? ja __ nein __
sitzen Sie viel? ja __ nein __

0
1
2
3
4
5
6
7
8
9
10

keine- leichte- mäßige- starke- sehr starke- stärkste- Schmerzen

Datum _____ ich bin aufgewacht durch Schmerzen
ja __ nein __ Uhrzeit _____

Schmerzbeginn Uhrzeit _____
Schmerzdauer ca. in Stunden _____
Schmerzstärke 1 bis 10 _____
◀ Schmerzort / Wo ist der Schmerz?
Bitte links in die Beine einzeichnen!
Haben Sie Schmerzmittel eingenommen?
ja __ nein __ Uhrzeit _____
gab es Linderung? ja __ nein __
Alkoholkonsum? ja __ nein __
Nikotinkonsum? ja __ nein __
Stress? ja __ nein __
tägliche Bewegung? ja __ nein __
treiben Sie Sport? ja __ nein __
sitzen Sie viel? ja __ nein __

Datum _____ ich bin aufgewacht durch Schmerzen
ja __ nein __ Uhrzeit _____

Schmerzbeginn Uhrzeit _____
Schmerzdauer ca. in Stunden _____
Schmerzstärke 1 bis 10 _____
◀ Schmerzort / Wo ist der Schmerz?
Bitte links in die Beine einzeichnen!
Haben Sie Schmerzmittel eingenommen?
ja __ nein __ Uhrzeit _____
gab es Linderung? ja __ nein __
Alkoholkonsum? ja __ nein __
Nikotinkonsum? ja __ nein __
Stress? ja __ nein __
tägliche Bewegung? ja __ nein __
treiben Sie Sport? ja __ nein __
sitzen Sie viel? ja __ nein __

0 1 2 3 4 5 6 7 8 9 10

keine- leichte- mäßige- starke- sehr starke- stärkste- Schmerzen

Datum _____ ich bin aufgewacht durch Schmerzen
ja __ nein __ Uhrzeit _____

Schmerzbeginn Uhrzeit _____
Schmerzdauer ca. in Stunden _____
Schmerzstärke 1 bis 10 _____
◄ Schmerzort / Wo ist der Schmerz?
Bitte links in die Beine einzeichnen!
Haben Sie Schmerzmittel eingenommen?
ja __ nein __ Uhrzeit _____
gab es Linderung? ja __ nein __
Alkoholkonsum? ja __ nein __
Nikotinkonsum? ja __ nein __
Stress? ja __ nein __
tägliche Bewegung? ja __ nein __
treiben Sie Sport? ja __ nein __
sitzen Sie viel? ja __ nein __

Datum _____ ich bin aufgewacht durch Schmerzen
ja __ nein __ Uhrzeit _____

Schmerzbeginn Uhrzeit _____
Schmerzdauer ca. in Stunden _____
Schmerzstärke 1 bis 10 _____
◄ Schmerzort / Wo ist der Schmerz?
Bitte links in die Beine einzeichnen!
Haben Sie Schmerzmittel eingenommen?
ja __ nein __ Uhrzeit _____
gab es Linderung? ja __ nein __
Alkoholkonsum? ja __ nein __
Nikotinkonsum? ja __ nein __
Stress? ja __ nein __
tägliche Bewegung? ja __ nein __
treiben Sie Sport? ja __ nein __
sitzen Sie viel? ja __ nein __

0
1
2
3
4
5
6
7
8
9
10

keine- leichte- mäßige- starke- sehr starke- stärkste- Schmerzen

Datum _____ ich bin aufgewacht durch Schmerzen
ja __ nein __ Uhrzeit _____

Schmerzbeginn Uhrzeit _____
Schmerzdauer ca. in Stunden _____
Schmerzstärke 1 bis 10 _____
◀ Schmerzort / Wo ist der Schmerz?
Bitte links in die Beine einzeichnen!
Haben Sie Schmerzmittel eingenommen?
ja __ nein __ Uhrzeit _____
gab es Linderung? ja __ nein __
Alkoholkonsum? ja __ nein __
Nikotinkonsum? ja __ nein __
Stress? ja __ nein __
tägliche Bewegung? ja __ nein __
treiben Sie Sport? ja __ nein __
sitzen Sie viel? ja __ nein __

Datum _____ ich bin aufgewacht durch Schmerzen
ja __ nein __ Uhrzeit _____

Schmerzbeginn Uhrzeit _____
Schmerzdauer ca. in Stunden _____
Schmerzstärke 1 bis 10 _____
◀ Schmerzort / Wo ist der Schmerz?
Bitte links in die Beine einzeichnen!
Haben Sie Schmerzmittel eingenommen?
ja __ nein __ Uhrzeit _____
gab es Linderung? ja __ nein __
Alkoholkonsum? ja __ nein __
Nikotinkonsum? ja __ nein __
Stress? ja __ nein __
tägliche Bewegung? ja __ nein __
treiben Sie Sport? ja __ nein __
sitzen Sie viel? ja __ nein __

0
1
2
3
4
5
6
7
8
9
10

keine- leichte- mäßige- starke- sehr starke- stärkste- Schmerzen

Datum _____ ich bin aufgewacht durch Schmerzen
ja __ nein __ Uhrzeit _____

Schmerzbeginn Uhrzeit _____
Schmerzdauer ca. in Stunden _____
Schmerzstärke 1 bis 10 _____
◀ Schmerzort / Wo ist der Schmerz?
Bitte links in die Beine einzeichnen!
Haben Sie Schmerzmittel eingenommen?
ja __ nein __ Uhrzeit _____
gab es Linderung? ja __ nein __
Alkoholkonsum? ja __ nein __
Nikotinkonsum? ja __ nein __
Stress? ja __ nein __
tägliche Bewegung? ja __ nein __
treiben Sie Sport? ja __ nein __
sitzen Sie viel? ja __ nein __

Datum _____ ich bin aufgewacht durch Schmerzen
ja __ nein __ Uhrzeit _____

Schmerzbeginn Uhrzeit _____
Schmerzdauer ca. in Stunden _____
Schmerzstärke 1 bis 10 _____
◀ Schmerzort / Wo ist der Schmerz?
Bitte links in die Beine einzeichnen!
Haben Sie Schmerzmittel eingenommen?
ja __ nein __ Uhrzeit _____
gab es Linderung? ja __ nein __
Alkoholkonsum? ja __ nein __
Nikotinkonsum? ja __ nein __
Stress? ja __ nein __
tägliche Bewegung? ja __ nein __
treiben Sie Sport? ja __ nein __
sitzen Sie viel? ja __ nein __

0
1
2
3
4
5
6
7
8
9
10

keine- leichte- mäßige- starke- sehr starke- stärkste- Schmerzen

Datum _____ ich bin aufgewacht durch Schmerzen
ja __ nein __ Uhrzeit _____

Schmerzbeginn Uhrzeit _____
Schmerzdauer ca. in Stunden _____
Schmerzstärke 1 bis 10 _____
◀ Schmerzort / Wo ist der Schmerz?
Bitte links in die Beine einzeichnen!
Haben Sie Schmerzmittel eingenommen?
ja __ nein __ Uhrzeit _____
gab es Linderung? ja __ nein __
Alkoholkonsum? ja __ nein __
Nikotinkonsum? ja __ nein __
Stress? ja __ nein __
tägliche Bewegung? ja __ nein __
treiben Sie Sport? ja __ nein __
sitzen Sie viel? ja __ nein __

Datum _____ ich bin aufgewacht durch Schmerzen
ja __ nein __ Uhrzeit _____

Schmerzbeginn Uhrzeit _____
Schmerzdauer ca. in Stunden _____
Schmerzstärke 1 bis 10 _____
◀ Schmerzort / Wo ist der Schmerz?
Bitte links in die Beine einzeichnen!
Haben Sie Schmerzmittel eingenommen?
ja __ nein __ Uhrzeit _____
gab es Linderung? ja __ nein __
Alkoholkonsum? ja __ nein __
Nikotinkonsum? ja __ nein __
Stress? ja __ nein __
tägliche Bewegung? ja __ nein __
treiben Sie Sport? ja __ nein __
sitzen Sie viel? ja __ nein __

keine- leichte- mäßige- starke- sehr starke- stärkste- Schmerzen

0
1
2
3
4
5
6
7
8
9
10

Datum _____ ich bin aufgewacht durch Schmerzen
ja __ nein __ Uhrzeit _____

Schmerzbeginn Uhrzeit _____
Schmerzdauer ca. in Stunden _____
Schmerzstärke 1 bis 10 _____
◄ Schmerzort / Wo ist der Schmerz?
Bitte links in die Beine einzeichnen!
Haben Sie Schmerzmittel eingenommen?
ja __ nein __ Uhrzeit _____
gab es Linderung? ja __ nein __
Alkoholkonsum? ja __ nein __
Nikotinkonsum? ja __ nein __
Stress? ja __ nein __
tägliche Bewegung? ja __ nein __
treiben Sie Sport? ja __ nein __
sitzen Sie viel? ja __ nein __

Datum _____ ich bin aufgewacht durch Schmerzen
ja __ nein __ Uhrzeit _____

Schmerzbeginn Uhrzeit _____
Schmerzdauer ca. in Stunden _____
Schmerzstärke 1 bis 10 _____
◄ Schmerzort / Wo ist der Schmerz?
Bitte links in die Beine einzeichnen!
Haben Sie Schmerzmittel eingenommen?
ja __ nein __ Uhrzeit _____
gab es Linderung? ja __ nein __
Alkoholkonsum? ja __ nein __
Nikotinkonsum? ja __ nein __
Stress? ja __ nein __
tägliche Bewegung? ja __ nein __
treiben Sie Sport? ja __ nein __
sitzen Sie viel? ja __ nein __

0 keine-
1
2 leichte-
3 mäßige-
4
5 starke-
6 sehr starke-
7
8 stärkste-
9
10 Schmerzen

Datum _____ ich bin aufgewacht durch Schmerzen
ja __ nein __ Uhrzeit _____

Schmerzbeginn Uhrzeit _____
Schmerzdauer ca. in Stunden _____
Schmerzstärke 1 bis 10 _____
◀ Schmerzort / Wo ist der Schmerz?
Bitte links in die Beine einzeichnen!
Haben Sie Schmerzmittel eingenommen?
ja __ nein __ Uhrzeit _____
gab es Linderung? ja __ nein __
Alkoholkonsum? ja __ nein __
Nikotinkonsum? ja __ nein __
Stress? ja __ nein __
tägliche Bewegung? ja __ nein __
treiben Sie Sport? ja __ nein __
sitzen Sie viel? ja __ nein __

Datum _____ ich bin aufgewacht durch Schmerzen
ja __ nein __ Uhrzeit _____

Schmerzbeginn Uhrzeit _____
Schmerzdauer ca. in Stunden _____
Schmerzstärke 1 bis 10 _____
◀ Schmerzort / Wo ist der Schmerz?
Bitte links in die Beine einzeichnen!
Haben Sie Schmerzmittel eingenommen?
ja __ nein __ Uhrzeit _____
gab es Linderung? ja __ nein __
Alkoholkonsum? ja __ nein __
Nikotinkonsum? ja __ nein __
Stress? ja __ nein __
tägliche Bewegung? ja __ nein __
treiben Sie Sport? ja __ nein __
sitzen Sie viel? ja __ nein __

0
1
2
3
4
5
6
7
8
9
10

keine- leichte- mäßige- starke- sehr starke- stärkste- Schmerzen

Datum _____ ich bin aufgewacht durch Schmerzen
ja __ nein __ Uhrzeit _____

Schmerzbeginn Uhrzeit _____
Schmerzdauer ca. in Stunden _____
Schmerzstärke 1 bis 10 _____
◄ Schmerzort / Wo ist der Schmerz?
Bitte links in die Beine einzeichnen!
Haben Sie Schmerzmittel eingenommen?
ja __ nein __ Uhrzeit _____
gab es Linderung? ja __ nein __
Alkoholkonsum? ja __ nein __
Nikotinkonsum? ja __ nein __
Stress? ja __ nein __
tägliche Bewegung? ja __ nein __
treiben Sie Sport? ja __ nein __
sitzen Sie viel? ja __ nein __

Datum _____ ich bin aufgewacht durch Schmerzen
ja __ nein __ Uhrzeit _____

Schmerzbeginn Uhrzeit _____
Schmerzdauer ca. in Stunden _____
Schmerzstärke 1 bis 10 _____
◄ Schmerzort / Wo ist der Schmerz?
Bitte links in die Beine einzeichnen!
Haben Sie Schmerzmittel eingenommen?
ja __ nein __ Uhrzeit _____
gab es Linderung? ja __ nein __
Alkoholkonsum? ja __ nein __
Nikotinkonsum? ja __ nein __
Stress? ja __ nein __
tägliche Bewegung? ja __ nein __
treiben Sie Sport? ja __ nein __
sitzen Sie viel? ja __ nein __

0
1
2
3
4
5
6
7
8
9
10

keine- leichte- mäßige- starke- sehr starke- stärkste- Schmerzen

Datum _____ ich bin aufgewacht durch Schmerzen
ja __ nein __ Uhrzeit _____

Schmerzbeginn Uhrzeit _____
Schmerzdauer ca. in Stunden _____
Schmerzstärke 1 bis 10 _____
◀ Schmerzort / Wo ist der Schmerz?
   Bitte links in die Beine einzeichnen!
Haben Sie Schmerzmittel eingenommen?
ja __ nein __ Uhrzeit _____
gab es Linderung? ja __ nein __
Alkoholkonsum? ja __ nein __
Nikotinkonsum? ja __ nein __
Stress? ja __ nein __
tägliche Bewegung? ja __ nein __
treiben Sie Sport? ja __ nein __
sitzen Sie viel? ja __ nein __

Datum _____ ich bin aufgewacht durch Schmerzen
ja __ nein __ Uhrzeit _____

Schmerzbeginn Uhrzeit _____
Schmerzdauer ca. in Stunden _____
Schmerzstärke 1 bis 10 _____
◀ Schmerzort / Wo ist der Schmerz?
   Bitte links in die Beine einzeichnen!
Haben Sie Schmerzmittel eingenommen?
ja __ nein __ Uhrzeit _____
gab es Linderung? ja __ nein __
Alkoholkonsum? ja __ nein __
Nikotinkonsum? ja __ nein __
Stress? ja __ nein __
tägliche Bewegung? ja __ nein __
treiben Sie Sport? ja __ nein __
sitzen Sie viel? ja __ nein __

0
1
2
3
4
5
6
7
8
9
10

keine- leichte- mäßige- starke- sehr starke- stärkste- Schmerzen

Datum _____ ich bin aufgewacht durch Schmerzen
ja __ nein __ Uhrzeit _____

Schmerzbeginn Uhrzeit _____
Schmerzdauer ca. in Stunden _____
Schmerzstärke 1 bis 10 _____
◀ Schmerzort / Wo ist der Schmerz?
Bitte links in die Beine einzeichnen!
Haben Sie Schmerzmittel eingenommen?
ja __ nein __ Uhrzeit _____
gab es Linderung? ja __ nein __
Alkoholkonsum? ja __ nein __
Nikotinkonsum? ja __ nein __
Stress? ja __ nein __
tägliche Bewegung? ja __ nein __
treiben Sie Sport? ja __ nein __
sitzen Sie viel? ja __ nein __

Datum _____ ich bin aufgewacht durch Schmerzen
ja __ nein __ Uhrzeit _____

Schmerzbeginn Uhrzeit _____
Schmerzdauer ca. in Stunden _____
Schmerzstärke 1 bis 10 _____
◀ Schmerzort / Wo ist der Schmerz?
Bitte links in die Beine einzeichnen!
Haben Sie Schmerzmittel eingenommen?
ja __ nein __ Uhrzeit _____
gab es Linderung? ja __ nein __
Alkoholkonsum? ja __ nein __
Nikotinkonsum? ja __ nein __
Stress? ja __ nein __
tägliche Bewegung? ja __ nein __
treiben Sie Sport? ja __ nein __
sitzen Sie viel? ja __ nein __

0
1
2
3
4
5
6
7
8
9
10

keine- leichte- mäßige- starke- sehr starke- stärkste- stärkste- Schmerzen

Datum _____ ich bin aufgewacht durch Schmerzen
ja __ nein __ Uhrzeit _____

Schmerzbeginn Uhrzeit _____
Schmerzdauer ca. in Stunden _____
Schmerzstärke 1 bis 10 _____
◀ Schmerzort / Wo ist der Schmerz?
Bitte links in die Beine einzeichnen!
Haben Sie Schmerzmittel eingenommen?
ja __ nein __ Uhrzeit _____
gab es Linderung? ja __ nein __
Alkoholkonsum? ja __ nein __
Nikotinkonsum? ja __ nein __
Stress? ja __ nein __
tägliche Bewegung? ja __ nein __
treiben Sie Sport? ja __ nein __
sitzen Sie viel? ja __ nein __

Datum _____ ich bin aufgewacht durch Schmerzen
ja __ nein __ Uhrzeit _____

Schmerzbeginn Uhrzeit _____
Schmerzdauer ca. in Stunden _____
Schmerzstärke 1 bis 10 _____
◀ Schmerzort / Wo ist der Schmerz?
Bitte links in die Beine einzeichnen!
Haben Sie Schmerzmittel eingenommen?
ja __ nein __ Uhrzeit _____
gab es Linderung? ja __ nein __
Alkoholkonsum? ja __ nein __
Nikotinkonsum? ja __ nein __
Stress? ja __ nein __
tägliche Bewegung? ja __ nein __
treiben Sie Sport? ja __ nein __
sitzen Sie viel? ja __ nein __

0
1
2
3
4
5
6
7
8
9
10

keine- leichte- mäßige- starke- sehr starke- stärkste- Schmerzen

Datum _____ ich bin aufgewacht durch Schmerzen
ja __ nein __ Uhrzeit _____

Schmerzbeginn Uhrzeit _____
Schmerzdauer ca. in Stunden _____
Schmerzstärke 1 bis 10 _____
◀ Schmerzort / Wo ist der Schmerz?
Bitte links in die Beine einzeichnen!
Haben Sie Schmerzmittel eingenommen?
ja __ nein __ Uhrzeit _____
gab es Linderung? ja __ nein __
Alkoholkonsum? ja __ nein __
Nikotinkonsum? ja __ nein __
Stress? ja __ nein __
tägliche Bewegung? ja __ nein __
treiben Sie Sport? ja __ nein __
sitzen Sie viel? ja __ nein __

Datum _____ ich bin aufgewacht durch Schmerzen
ja __ nein __ Uhrzeit _____

Schmerzbeginn Uhrzeit _____
Schmerzdauer ca. in Stunden _____
Schmerzstärke 1 bis 10 _____
◀ Schmerzort / Wo ist der Schmerz?
Bitte links in die Beine einzeichnen!
Haben Sie Schmerzmittel eingenommen?
ja __ nein __ Uhrzeit _____
gab es Linderung? ja __ nein __
Alkoholkonsum? ja __ nein __
Nikotinkonsum? ja __ nein __
Stress? ja __ nein __
tägliche Bewegung? ja __ nein __
treiben Sie Sport? ja __ nein __
sitzen Sie viel? ja __ nein __

0
1
2
3
4
5
6
7
8
9
10

keine- leichte- mäßige- starke- sehr starke- stärkste- Schmerzen

Datum _____ ich bin aufgewacht durch Schmerzen
ja __ nein __ Uhrzeit _____

Schmerzbeginn Uhrzeit _____
Schmerzdauer ca. in Stunden _____
Schmerzstärke 1 bis 10 _____
◀ Schmerzort / Wo ist der Schmerz?
Bitte links in die Beine einzeichnen!
Haben Sie Schmerzmittel eingenommen?
ja __ nein __ Uhrzeit _____
gab es Linderung? ja __ nein __
Alkoholkonsum? ja __ nein __
Nikotinkonsum? ja __ nein __
Stress? ja __ nein __
tägliche Bewegung? ja __ nein __
treiben Sie Sport? ja __ nein __
sitzen Sie viel? ja __ nein __

Datum _____ ich bin aufgewacht durch Schmerzen
ja __ nein __ Uhrzeit _____

Schmerzbeginn Uhrzeit _____
Schmerzdauer ca. in Stunden _____
Schmerzstärke 1 bis 10 _____
◀ Schmerzort / Wo ist der Schmerz?
Bitte links in die Beine einzeichnen!
Haben Sie Schmerzmittel eingenommen?
ja __ nein __ Uhrzeit _____
gab es Linderung? ja __ nein __
Alkoholkonsum? ja __ nein __
Nikotinkonsum? ja __ nein __
Stress? ja __ nein __
tägliche Bewegung? ja __ nein __
treiben Sie Sport? ja __ nein __
sitzen Sie viel? ja __ nein __

0
1
2
3
4
5
6
7
8
9
10

keine- leichte- mäßige- starke- sehr starke- stärkste- Schmerzen

Datum _____ ich bin aufgewacht durch Schmerzen
ja __ nein __ Uhrzeit _____

Schmerzbeginn Uhrzeit _____
Schmerzdauer ca. in Stunden _____
Schmerzstärke 1 bis 10 _____
◄ Schmerzort / Wo ist der Schmerz?
Bitte links in die Beine einzeichnen!
Haben Sie Schmerzmittel eingenommen?
ja __ nein __ Uhrzeit _____
gab es Linderung? ja __ nein __
Alkoholkonsum? ja __ nein __
Nikotinkonsum? ja __ nein __
Stress? ja __ nein __
tägliche Bewegung? ja __ nein __
treiben Sie Sport? ja __ nein __
sitzen Sie viel? ja __ nein __

Datum _____ ich bin aufgewacht durch Schmerzen
ja __ nein __ Uhrzeit _____

Schmerzbeginn Uhrzeit _____
Schmerzdauer ca. in Stunden _____
Schmerzstärke 1 bis 10 _____
◄ Schmerzort / Wo ist der Schmerz?
Bitte links in die Beine einzeichnen!
Haben Sie Schmerzmittel eingenommen?
ja __ nein __ Uhrzeit _____
gab es Linderung? ja __ nein __
Alkoholkonsum? ja __ nein __
Nikotinkonsum? ja __ nein __
Stress? ja __ nein __
tägliche Bewegung? ja __ nein __
treiben Sie Sport? ja __ nein __
sitzen Sie viel? ja __ nein __

0
1
2
3
4
5
6
7
8
9
10

keine- leichte- mäßige- starke- sehr starke- stärkste- Schmerzen

Datum _____ ich bin aufgewacht durch Schmerzen
ja __ nein __ Uhrzeit _____

Schmerzbeginn Uhrzeit _____
Schmerzdauer ca. in Stunden _____
Schmerzstärke 1 bis 10 _____
◄ Schmerzort / Wo ist der Schmerz?
Bitte links in die Beine einzeichnen!
Haben Sie Schmerzmittel eingenommen?
ja __ nein __ Uhrzeit _____
gab es Linderung? ja __ nein __
Alkoholkonsum? ja __ nein __
Nikotinkonsum? ja __ nein __
Stress? ja __ nein __
tägliche Bewegung? ja __ nein __
treiben Sie Sport? ja __ nein __
sitzen Sie viel? ja __ nein __

Datum _____ ich bin aufgewacht durch Schmerzen
ja __ nein __ Uhrzeit _____

Schmerzbeginn Uhrzeit _____
Schmerzdauer ca. in Stunden _____
Schmerzstärke 1 bis 10 _____
◄ Schmerzort / Wo ist der Schmerz?
Bitte links in die Beine einzeichnen!
Haben Sie Schmerzmittel eingenommen?
ja __ nein __ Uhrzeit _____
gab es Linderung? ja __ nein __
Alkoholkonsum? ja __ nein __
Nikotinkonsum? ja __ nein __
Stress? ja __ nein __
tägliche Bewegung? ja __ nein __
treiben Sie Sport? ja __ nein __
sitzen Sie viel? ja __ nein __

0
1
2
3
4
5
6
7
8
9
10

keine- leichte- mäßige- starke- sehr starke- stärkste- Schmerzen

Datum _____ ich bin aufgewacht durch Schmerzen
ja __ nein __ Uhrzeit _____

Schmerzbeginn Uhrzeit _____
Schmerzdauer ca. in Stunden _____
Schmerzstärke 1 bis 10 _____
◄ Schmerzort / Wo ist der Schmerz?
Bitte links in die Beine einzeichnen!
Haben Sie Schmerzmittel eingenommen?
ja __ nein __ Uhrzeit _____
gab es Linderung? ja __ nein __
Alkoholkonsum? ja __ nein __
Nikotinkonsum? ja __ nein __
Stress? ja __ nein __
tägliche Bewegung? ja __ nein __
treiben Sie Sport? ja __ nein __
sitzen Sie viel? ja __ nein __

Datum _____ ich bin aufgewacht durch Schmerzen
ja __ nein __ Uhrzeit _____

Schmerzbeginn Uhrzeit _____
Schmerzdauer ca. in Stunden _____
Schmerzstärke 1 bis 10 _____
◄ Schmerzort / Wo ist der Schmerz?
Bitte links in die Beine einzeichnen!
Haben Sie Schmerzmittel eingenommen?
ja __ nein __ Uhrzeit _____
gab es Linderung? ja __ nein __
Alkoholkonsum? ja __ nein __
Nikotinkonsum? ja __ nein __
Stress? ja __ nein __
tägliche Bewegung? ja __ nein __
treiben Sie Sport? ja __ nein __
sitzen Sie viel? ja __ nein __

0
1
2
3
4
5
6
7
8
9
10

keine- leichte- mäßige- starke- sehr starke- stärkste- Schmerzen

Datum _____ ich bin aufgewacht durch Schmerzen
ja __ nein __ Uhrzeit _____

Schmerzbeginn Uhrzeit _____
Schmerzdauer ca. in Stunden _____
Schmerzstärke 1 bis 10 _____
◄ Schmerzort / Wo ist der Schmerz?
Bitte links in die Beine einzeichnen!
Haben Sie Schmerzmittel eingenommen?
ja __ nein __ Uhrzeit _____
gab es Linderung? ja __ nein __
Alkoholkonsum? ja __ nein __
Nikotinkonsum? ja __ nein __
Stress? ja __ nein __
tägliche Bewegung? ja __ nein __
treiben Sie Sport? ja __ nein __
sitzen Sie viel? ja __ nein __

Datum _____ ich bin aufgewacht durch Schmerzen
ja __ nein __ Uhrzeit _____

Schmerzbeginn Uhrzeit _____
Schmerzdauer ca. in Stunden _____
Schmerzstärke 1 bis 10 _____
◄ Schmerzort / Wo ist der Schmerz?
Bitte links in die Beine einzeichnen!
Haben Sie Schmerzmittel eingenommen?
ja __ nein __ Uhrzeit _____
gab es Linderung? ja __ nein __
Alkoholkonsum? ja __ nein __
Nikotinkonsum? ja __ nein __
Stress? ja __ nein __
tägliche Bewegung? ja __ nein __
treiben Sie Sport? ja __ nein __
sitzen Sie viel? ja __ nein __

0
1
2
3
4
5
6
7
8
9
10

keine- leichte- mäßige- starke- sehr starke- stärkste- Schmerzen

Datum _____ ich bin aufgewacht durch Schmerzen
ja ___ nein ___ Uhrzeit _____

Schmerzbeginn Uhrzeit _____
Schmerzdauer ca. in Stunden _____
Schmerzstärke 1 bis 10 _____
◄ Schmerzort / Wo ist der Schmerz?
Bitte links in die Beine einzeichnen!
Haben Sie Schmerzmittel eingenommen?
ja ___ nein ___ Uhrzeit _____
gab es Linderung? ja ___ nein ___
Alkoholkonsum? ja ___ nein ___
Nikotinkonsum? ja ___ nein ___
Stress? ja ___ nein ___
tägliche Bewegung? ja ___ nein ___
treiben Sie Sport? ja ___ nein ___
sitzen Sie viel? ja ___ nein ___

Datum _____ ich bin aufgewacht durch Schmerzen
ja ___ nein ___ Uhrzeit _____

Schmerzbeginn Uhrzeit _____
Schmerzdauer ca. in Stunden _____
Schmerzstärke 1 bis 10 _____
◄ Schmerzort / Wo ist der Schmerz?
Bitte links in die Beine einzeichnen!
Haben Sie Schmerzmittel eingenommen?
ja ___ nein ___ Uhrzeit _____
gab es Linderung? ja ___ nein ___
Alkoholkonsum? ja ___ nein ___
Nikotinkonsum? ja ___ nein ___
Stress? ja ___ nein ___
tägliche Bewegung? ja ___ nein ___
treiben Sie Sport? ja ___ nein ___
sitzen Sie viel? ja ___ nein ___

0
1
2
3
4
5
6
7
8
9
10

keine- leichte- mäßige- starke- sehr starke- stärkste- Schmerzen

Datum _____ ich bin aufgewacht durch Schmerzen
ja __ nein __ Uhrzeit _____

Schmerzbeginn Uhrzeit _____
Schmerzdauer ca. in Stunden _____
Schmerzstärke 1 bis 10 _____
◀ Schmerzort / Wo ist der Schmerz?
Bitte links in die Beine einzeichnen!
Haben Sie Schmerzmittel eingenommen?
ja __ nein __ Uhrzeit _____
gab es Linderung? ja __ nein __
Alkoholkonsum? ja __ nein __
Nikotinkonsum? ja __ nein __
Stress? ja __ nein __
tägliche Bewegung? ja __ nein __
treiben Sie Sport? ja __ nein __
sitzen Sie viel? ja __ nein __

Datum _____ ich bin aufgewacht durch Schmerzen
ja __ nein __ Uhrzeit _____

Schmerzbeginn Uhrzeit _____
Schmerzdauer ca. in Stunden _____
Schmerzstärke 1 bis 10 _____
◀ Schmerzort / Wo ist der Schmerz?
Bitte links in die Beine einzeichnen!
Haben Sie Schmerzmittel eingenommen?
ja __ nein __ Uhrzeit _____
gab es Linderung? ja __ nein __
Alkoholkonsum? ja __ nein __
Nikotinkonsum? ja __ nein __
Stress? ja __ nein __
tägliche Bewegung? ja __ nein __
treiben Sie Sport? ja __ nein __
sitzen Sie viel? ja __ nein __

0
1
2
3
4
5
6
7
8
9
10

keine- leichte- mäßige- starke- sehr starke- stärkste- Schmerzen

Datum _____ ich bin aufgewacht durch Schmerzen
ja __ nein __ Uhrzeit _____

Schmerzbeginn Uhrzeit _____
Schmerzdauer ca. in Stunden _____
Schmerzstärke 1 bis 10 _____
◀ Schmerzort / Wo ist der Schmerz?
Bitte links in die Beine einzeichnen!
Haben Sie Schmerzmittel eingenommen?
ja __ nein __ Uhrzeit _____
gab es Linderung? ja __ nein __
Alkoholkonsum? ja __ nein __
Nikotinkonsum? ja __ nein __
Stress? ja __ nein __
tägliche Bewegung? ja __ nein __
treiben Sie Sport? ja __ nein __
sitzen Sie viel? ja __ nein __

Datum _____ ich bin aufgewacht durch Schmerzen
ja __ nein __ Uhrzeit _____

Schmerzbeginn Uhrzeit _____
Schmerzdauer ca. in Stunden _____
Schmerzstärke 1 bis 10 _____
◀ Schmerzort / Wo ist der Schmerz?
Bitte links in die Beine einzeichnen!
Haben Sie Schmerzmittel eingenommen?
ja __ nein __ Uhrzeit _____
gab es Linderung? ja __ nein __
Alkoholkonsum? ja __ nein __
Nikotinkonsum? ja __ nein __
Stress? ja __ nein __
tägliche Bewegung? ja __ nein __
treiben Sie Sport? ja __ nein __
sitzen Sie viel? ja __ nein __

0 keine-
1 leichte-
2 mäßige-
3
4 sehr starke-
5
6
7 starke-
8 stärkste-
9
10 Schmerzen

Datum _____ ich bin aufgewacht durch Schmerzen
ja __ nein __ Uhrzeit _____

Schmerzbeginn Uhrzeit _____
Schmerzdauer ca. in Stunden _____
Schmerzstärke 1 bis 10 _____
◄ Schmerzort / Wo ist der Schmerz?
Bitte links in die Beine einzeichnen!
Haben Sie Schmerzmittel eingenommen?
ja __ nein __ Uhrzeit _____
gab es Linderung? ja __ nein __
Alkoholkonsum? ja __ nein __
Nikotinkonsum? ja __ nein __
Stress? ja __ nein __
tägliche Bewegung? ja __ nein __
treiben Sie Sport? ja __ nein __
sitzen Sie viel? ja __ nein __

Datum _____ ich bin aufgewacht durch Schmerzen
ja __ nein __ Uhrzeit _____

Schmerzbeginn Uhrzeit _____
Schmerzdauer ca. in Stunden _____
Schmerzstärke 1 bis 10 _____
◄ Schmerzort / Wo ist der Schmerz?
Bitte links in die Beine einzeichnen!
Haben Sie Schmerzmittel eingenommen?
ja __ nein __ Uhrzeit _____
gab es Linderung? ja __ nein __
Alkoholkonsum? ja __ nein __
Nikotinkonsum? ja __ nein __
Stress? ja __ nein __
tägliche Bewegung? ja __ nein __
treiben Sie Sport? ja __ nein __
sitzen Sie viel? ja __ nein __

0
1
2
3
4
5
6
7
8
9
10

keine- leichte- mäßige- starke- sehr starke- stärkste- Schmerzen

Datum _____ ich bin aufgewacht durch Schmerzen
ja __ nein __ Uhrzeit _____

Schmerzbeginn Uhrzeit _____
Schmerzdauer ca. in Stunden _____
Schmerzstärke 1 bis 10 _____
◀ Schmerzort / Wo ist der Schmerz?
Bitte links in die Beine einzeichnen!
Haben Sie Schmerzmittel eingenommen?
ja __ nein __ Uhrzeit _____
gab es Linderung? ja __ nein __
Alkoholkonsum? ja __ nein __
Nikotinkonsum? ja __ nein __
Stress? ja __ nein __
tägliche Bewegung? ja __ nein __
treiben Sie Sport? ja __ nein __
sitzen Sie viel? ja __ nein __

Datum _____ ich bin aufgewacht durch Schmerzen
ja __ nein __ Uhrzeit _____

Schmerzbeginn Uhrzeit _____
Schmerzdauer ca. in Stunden _____
Schmerzstärke 1 bis 10 _____
◀ Schmerzort / Wo ist der Schmerz?
Bitte links in die Beine einzeichnen!
Haben Sie Schmerzmittel eingenommen?
ja __ nein __ Uhrzeit _____
gab es Linderung? ja __ nein __
Alkoholkonsum? ja __ nein __
Nikotinkonsum? ja __ nein __
Stress? ja __ nein __
tägliche Bewegung? ja __ nein __
treiben Sie Sport? ja __ nein __
sitzen Sie viel? ja __ nein __

0 1 2 3 4 5 6 7 8 9 10

keine- leichte- mäßige- starke- sehr starke- stärkste- Schmerzen

Datum _____ ich bin aufgewacht durch Schmerzen
ja __ nein __ Uhrzeit _____

Schmerzbeginn Uhrzeit _____
Schmerzdauer ca. in Stunden _____
Schmerzstärke 1 bis 10 _____
◀ Schmerzort / Wo ist der Schmerz?
Bitte links in die Beine einzeichnen!
Haben Sie Schmerzmittel eingenommen?
ja __ nein __ Uhrzeit _____
gab es Linderung? ja __ nein __
Alkoholkonsum? ja __ nein __
Nikotinkonsum? ja __ nein __
Stress? ja __ nein __
tägliche Bewegung? ja __ nein __
treiben Sie Sport? ja __ nein __
sitzen Sie viel? ja __ nein __

Datum _____ ich bin aufgewacht durch Schmerzen
ja __ nein __ Uhrzeit _____

Schmerzbeginn Uhrzeit _____
Schmerzdauer ca. in Stunden _____
Schmerzstärke 1 bis 10 _____
◀ Schmerzort / Wo ist der Schmerz?
Bitte links in die Beine einzeichnen!
Haben Sie Schmerzmittel eingenommen?
ja __ nein __ Uhrzeit _____
gab es Linderung? ja __ nein __
Alkoholkonsum? ja __ nein __
Nikotinkonsum? ja __ nein __
Stress? ja __ nein __
tägliche Bewegung? ja __ nein __
treiben Sie Sport? ja __ nein __
sitzen Sie viel? ja __ nein __

0
1
2
3
4
5
6
7
8
9
10

keine- leichte- mäßige- starke- sehr starke- stärkste- Schmerzen

Datum _____ ich bin aufgewacht durch Schmerzen
ja __ nein __ Uhrzeit _____

Schmerzbeginn Uhrzeit _____
Schmerzdauer ca. in Stunden _____
Schmerzstärke 1 bis 10 _____
◀ Schmerzort / Wo ist der Schmerz?
Bitte links in die Beine einzeichnen!
Haben Sie Schmerzmittel eingenommen?
ja __ nein __ Uhrzeit _____
gab es Linderung? ja __ nein __
Alkoholkonsum? ja __ nein __
Nikotinkonsum? ja __ nein __
Stress? ja __ nein __
tägliche Bewegung? ja __ nein __
treiben Sie Sport? ja __ nein __
sitzen Sie viel? ja __ nein __

Datum _____ ich bin aufgewacht durch Schmerzen
ja __ nein __ Uhrzeit _____

Schmerzbeginn Uhrzeit _____
Schmerzdauer ca. in Stunden _____
Schmerzstärke 1 bis 10 _____
◀ Schmerzort / Wo ist der Schmerz?
Bitte links in die Beine einzeichnen!
Haben Sie Schmerzmittel eingenommen?
ja __ nein __ Uhrzeit _____
gab es Linderung? ja __ nein __
Alkoholkonsum? ja __ nein __
Nikotinkonsum? ja __ nein __
Stress? ja __ nein __
tägliche Bewegung? ja __ nein __
treiben Sie Sport? ja __ nein __
sitzen Sie viel? ja __ nein __

0 1 2 3 4 5 6 7 8 9 10

keine- leichte- mäßige- starke- sehr starke- stärkste- Schmerzen

Datum _____ ich bin aufgewacht durch Schmerzen
ja __ nein __ Uhrzeit _____

Schmerzbeginn Uhrzeit _____
Schmerzdauer ca. in Stunden _____
Schmerzstärke 1 bis 10 _____
◄ Schmerzort / Wo ist der Schmerz?
Bitte links in die Beine einzeichnen!
Haben Sie Schmerzmittel eingenommen?
ja __ nein __ Uhrzeit _____
gab es Linderung? ja __ nein __
Alkoholkonsum? ja __ nein __
Nikotinkonsum? ja __ nein __
Stress? ja __ nein __
tägliche Bewegung? ja __ nein __
treiben Sie Sport? ja __ nein __
sitzen Sie viel? ja __ nein __

Datum _____ ich bin aufgewacht durch Schmerzen
ja __ nein __ Uhrzeit _____

Schmerzbeginn Uhrzeit _____
Schmerzdauer ca. in Stunden _____
Schmerzstärke 1 bis 10 _____
◄ Schmerzort / Wo ist der Schmerz?
Bitte links in die Beine einzeichnen!
Haben Sie Schmerzmittel eingenommen?
ja __ nein __ Uhrzeit _____
gab es Linderung? ja __ nein __
Alkoholkonsum? ja __ nein __
Nikotinkonsum? ja __ nein __
Stress? ja __ nein __
tägliche Bewegung? ja __ nein __
treiben Sie Sport? ja __ nein __
sitzen Sie viel? ja __ nein __

0
1
2
3
4
5
6
7
8
9
10

keine- leichte- mäßige- starke- sehr starke- stärkste- Schmerzen

Datum _____ ich bin aufgewacht durch Schmerzen
ja __ nein __ Uhrzeit _____

Schmerzbeginn Uhrzeit _____
Schmerzdauer ca. in Stunden _____
Schmerzstärke 1 bis 10 _____
◀ Schmerzort / Wo ist der Schmerz?
Bitte links in die Beine einzeichnen!
Haben Sie Schmerzmittel eingenommen?
ja __ nein __ Uhrzeit _____
gab es Linderung? ja __ nein __
Alkoholkonsum? ja __ nein __
Nikotinkonsum? ja __ nein __
Stress? ja __ nein __
tägliche Bewegung? ja __ nein __
treiben Sie Sport? ja __ nein __
sitzen Sie viel? ja __ nein __

Datum _____ ich bin aufgewacht durch Schmerzen
ja __ nein __ Uhrzeit _____

Schmerzbeginn Uhrzeit _____
Schmerzdauer ca. in Stunden _____
Schmerzstärke 1 bis 10 _____
◀ Schmerzort / Wo ist der Schmerz?
Bitte links in die Beine einzeichnen!
Haben Sie Schmerzmittel eingenommen?
ja __ nein __ Uhrzeit _____
gab es Linderung? ja __ nein __
Alkoholkonsum? ja __ nein __
Nikotinkonsum? ja __ nein __
Stress? ja __ nein __
tägliche Bewegung? ja __ nein __
treiben Sie Sport? ja __ nein __
sitzen Sie viel? ja __ nein __

0 1 2 3 4 5 6 7 8 9 10

keine- leichte- mäßige- starke- sehr starke- stärkste- Schmerzen

Datum _____ ich bin aufgewacht durch Schmerzen
ja __ nein __ Uhrzeit _____

Schmerzbeginn Uhrzeit _____
Schmerzdauer ca. in Stunden _____
Schmerzstärke 1 bis 10 _____
◄ Schmerzort / Wo ist der Schmerz?
Bitte links in die Beine einzeichnen!
Haben Sie Schmerzmittel eingenommen?
ja __ nein __ Uhrzeit _____
gab es Linderung? ja __ nein __
Alkoholkonsum? ja __ nein __
Nikotinkonsum? ja __ nein __
Stress? ja __ nein __
tägliche Bewegung? ja __ nein __
treiben Sie Sport? ja __ nein __
sitzen Sie viel? ja __ nein __

Datum _____ ich bin aufgewacht durch Schmerzen
ja __ nein __ Uhrzeit _____

Schmerzbeginn Uhrzeit _____
Schmerzdauer ca. in Stunden _____
Schmerzstärke 1 bis 10 _____
◄ Schmerzort / Wo ist der Schmerz?
Bitte links in die Beine einzeichnen!
Haben Sie Schmerzmittel eingenommen?
ja __ nein __ Uhrzeit _____
gab es Linderung? ja __ nein __
Alkoholkonsum? ja __ nein __
Nikotinkonsum? ja __ nein __
Stress? ja __ nein __
tägliche Bewegung? ja __ nein __
treiben Sie Sport? ja __ nein __
sitzen Sie viel? ja __ nein __

0
1
2
3
4
5
6
7
8
9
10

keine- leichte- mäßige- starke- sehr starke- stärkste- Schmerzen

Datum _____ ich bin aufgewacht durch Schmerzen
ja __ nein __ Uhrzeit _____

Schmerzbeginn Uhrzeit _____
Schmerzdauer ca. in Stunden _____
Schmerzstärke 1 bis 10 _____
◄ Schmerzort / Wo ist der Schmerz?
Bitte links in die Beine einzeichnen!
Haben Sie Schmerzmittel eingenommen?
ja __ nein __ Uhrzeit _____
gab es Linderung? ja __ nein __
Alkoholkonsum? ja __ nein __
Nikotinkonsum? ja __ nein __
Stress? ja __ nein __
tägliche Bewegung? ja __ nein __
treiben Sie Sport? ja __ nein __
sitzen Sie viel? ja __ nein __

Datum _____ ich bin aufgewacht durch Schmerzen
ja __ nein __ Uhrzeit _____

Schmerzbeginn Uhrzeit _____
Schmerzdauer ca. in Stunden _____
Schmerzstärke 1 bis 10 _____
◄ Schmerzort / Wo ist der Schmerz?
Bitte links in die Beine einzeichnen!
Haben Sie Schmerzmittel eingenommen?
ja __ nein __ Uhrzeit _____
gab es Linderung? ja __ nein __
Alkoholkonsum? ja __ nein __
Nikotinkonsum? ja __ nein __
Stress? ja __ nein __
tägliche Bewegung? ja __ nein __
treiben Sie Sport? ja __ nein __
sitzen Sie viel? ja __ nein __

0
1
2
3
4
5
6
7
8
9
10

keine- leichte- mäßige- starke- sehr starke- stärkste- Schmerzen

Datum _____ ich bin aufgewacht durch Schmerzen
ja __ nein __ Uhrzeit _____

Schmerzbeginn Uhrzeit _____
Schmerzdauer ca. in Stunden _____
Schmerzstärke 1 bis 10 _____
◀ Schmerzort / Wo ist der Schmerz?
Bitte links in die Beine einzeichnen!
Haben Sie Schmerzmittel eingenommen?
ja __ nein __ Uhrzeit _____
gab es Linderung? ja __ nein __
Alkoholkonsum? ja __ nein __
Nikotinkonsum? ja __ nein __
Stress? ja __ nein __
tägliche Bewegung? ja __ nein __
treiben Sie Sport? ja __ nein __
sitzen Sie viel? ja __ nein __

Datum _____ ich bin aufgewacht durch Schmerzen
ja __ nein __ Uhrzeit _____

Schmerzbeginn Uhrzeit _____
Schmerzdauer ca. in Stunden _____
Schmerzstärke 1 bis 10 _____
◀ Schmerzort / Wo ist der Schmerz?
Bitte links in die Beine einzeichnen!
Haben Sie Schmerzmittel eingenommen?
ja __ nein __ Uhrzeit _____
gab es Linderung? ja __ nein __
Alkoholkonsum? ja __ nein __
Nikotinkonsum? ja __ nein __
Stress? ja __ nein __
tägliche Bewegung? ja __ nein __
treiben Sie Sport? ja __ nein __
sitzen Sie viel? ja __ nein __

0 1 2 3 4 5 6 7 8 9 10

keine- leichte- mäßige- starke- sehr starke- stärkste- Schmerzen

Datum _____ ich bin aufgewacht durch Schmerzen
ja __ nein __ Uhrzeit _____

Schmerzbeginn Uhrzeit _____
Schmerzdauer ca. in Stunden _____
Schmerzstärke 1 bis 10 _____
◀ Schmerzort / Wo ist der Schmerz?
Bitte links in die Beine einzeichnen!
Haben Sie Schmerzmittel eingenommen?
ja __ nein __ Uhrzeit _____
gab es Linderung? ja __ nein __
Alkoholkonsum? ja __ nein __
Nikotinkonsum? ja __ nein __
Stress? ja __ nein __
tägliche Bewegung? ja __ nein __
treiben Sie Sport? ja __ nein __
sitzen Sie viel? ja __ nein __

Datum _____ ich bin aufgewacht durch Schmerzen
ja __ nein __ Uhrzeit _____

Schmerzbeginn Uhrzeit _____
Schmerzdauer ca. in Stunden _____
Schmerzstärke 1 bis 10 _____
◀ Schmerzort / Wo ist der Schmerz?
Bitte links in die Beine einzeichnen!
Haben Sie Schmerzmittel eingenommen?
ja __ nein __ Uhrzeit _____
gab es Linderung? ja __ nein __
Alkoholkonsum? ja __ nein __
Nikotinkonsum? ja __ nein __
Stress? ja __ nein __
tägliche Bewegung? ja __ nein __
treiben Sie Sport? ja __ nein __
sitzen Sie viel? ja __ nein __

0
1
2
3
4
5
6
7
8
9
10

keine- leichte- mäßige- starke- sehr starke- stärkste- Schmerzen

Datum _____ ich bin aufgewacht durch Schmerzen
ja __ nein __ Uhrzeit _____

Schmerzbeginn Uhrzeit _____
Schmerzdauer ca. in Stunden _____
Schmerzstärke 1 bis 10 _____
◀ Schmerzort / Wo ist der Schmerz?
Bitte links in die Beine einzeichnen!
Haben Sie Schmerzmittel eingenommen?
ja __ nein __ Uhrzeit _____
gab es Linderung? ja __ nein __
Alkoholkonsum? ja __ nein __
Nikotinkonsum? ja __ nein __
Stress? ja __ nein __
tägliche Bewegung? ja __ nein __
treiben Sie Sport? ja __ nein __
sitzen Sie viel? ja __ nein __

Datum _____ ich bin aufgewacht durch Schmerzen
ja __ nein __ Uhrzeit _____

Schmerzbeginn Uhrzeit _____
Schmerzdauer ca. in Stunden _____
Schmerzstärke 1 bis 10 _____
◀ Schmerzort / Wo ist der Schmerz?
Bitte links in die Beine einzeichnen!
Haben Sie Schmerzmittel eingenommen?
ja __ nein __ Uhrzeit _____
gab es Linderung? ja __ nein __
Alkoholkonsum? ja __ nein __
Nikotinkonsum? ja __ nein __
Stress? ja __ nein __
tägliche Bewegung? ja __ nein __
treiben Sie Sport? ja __ nein __
sitzen Sie viel? ja __ nein __

0
1
2
3
4
5
6
7
8
9
10

keine- leichte- mäßige- starke- sehr starke- stärkste- Schmerzen

Datum _____ ich bin aufgewacht durch Schmerzen
ja __ nein __ Uhrzeit _____

Schmerzbeginn Uhrzeit _____
Schmerzdauer ca. in Stunden _____
Schmerzstärke 1 bis 10 _____
◀ Schmerzort / Wo ist der Schmerz?
Bitte links in die Beine einzeichnen!
Haben Sie Schmerzmittel eingenommen?
ja __ nein __ Uhrzeit _____
gab es Linderung? ja __ nein __
Alkoholkonsum? ja __ nein __
Nikotinkonsum? ja __ nein __
Stress? ja __ nein __
tägliche Bewegung? ja __ nein __
treiben Sie Sport? ja __ nein __
sitzen Sie viel? ja __ nein __

Datum _____ ich bin aufgewacht durch Schmerzen
ja __ nein __ Uhrzeit _____

Schmerzbeginn Uhrzeit _____
Schmerzdauer ca. in Stunden _____
Schmerzstärke 1 bis 10 _____
◀ Schmerzort / Wo ist der Schmerz?
Bitte links in die Beine einzeichnen!
Haben Sie Schmerzmittel eingenommen?
ja __ nein __ Uhrzeit _____
gab es Linderung? ja __ nein __
Alkoholkonsum? ja __ nein __
Nikotinkonsum? ja __ nein __
Stress? ja __ nein __
tägliche Bewegung? ja __ nein __
treiben Sie Sport? ja __ nein __
sitzen Sie viel? ja __ nein __

0
1
2
3
4
5
6
7
8
9
10

keine- leichte- mäßige- starke- sehr starke- stärkste- Schmerzen

Datum _____ ich bin aufgewacht durch Schmerzen
ja __ nein __ Uhrzeit _____

Schmerzbeginn Uhrzeit _____
Schmerzdauer ca. in Stunden _____
Schmerzstärke 1 bis 10 _____
◀ Schmerzort / Wo ist der Schmerz?
Bitte links in die Beine einzeichnen!
Haben Sie Schmerzmittel eingenommen?
ja __ nein __ Uhrzeit _____
gab es Linderung? ja __ nein __
Alkoholkonsum? ja __ nein __
Nikotinkonsum? ja __ nein __
Stress? ja __ nein __
tägliche Bewegung? ja __ nein __
treiben Sie Sport? ja __ nein __
sitzen Sie viel? ja __ nein __

Datum _____ ich bin aufgewacht durch Schmerzen
ja __ nein __ Uhrzeit _____

Schmerzbeginn Uhrzeit _____
Schmerzdauer ca. in Stunden _____
Schmerzstärke 1 bis 10 _____
◀ Schmerzort / Wo ist der Schmerz?
Bitte links in die Beine einzeichnen!
Haben Sie Schmerzmittel eingenommen?
ja __ nein __ Uhrzeit _____
gab es Linderung? ja __ nein __
Alkoholkonsum? ja __ nein __
Nikotinkonsum? ja __ nein __
Stress? ja __ nein __
tägliche Bewegung? ja __ nein __
treiben Sie Sport? ja __ nein __
sitzen Sie viel? ja __ nein __

0
1
2
3
4
5
6
7
8
9
10

keine- leichte- mäßige- starke- sehr starke- stärkste- Schmerzen

Datum _____ ich bin aufgewacht durch Schmerzen
ja __ nein __ Uhrzeit _____

Schmerzbeginn Uhrzeit _____
Schmerzdauer ca. in Stunden _____
Schmerzstärke 1 bis 10 _____
◄ Schmerzort / Wo ist der Schmerz?
Bitte links in die Beine einzeichnen!
Haben Sie Schmerzmittel eingenommen?
ja __ nein __ Uhrzeit _____
gab es Linderung? ja __ nein __
Alkoholkonsum? ja __ nein __
Nikotinkonsum? ja __ nein __
Stress? ja __ nein __
tägliche Bewegung? ja __ nein __
treiben Sie Sport? ja __ nein __
sitzen Sie viel? ja __ nein __

Datum _____ ich bin aufgewacht durch Schmerzen
ja __ nein __ Uhrzeit _____

Schmerzbeginn Uhrzeit _____
Schmerzdauer ca. in Stunden _____
Schmerzstärke 1 bis 10 _____
◄ Schmerzort / Wo ist der Schmerz?
Bitte links in die Beine einzeichnen!
Haben Sie Schmerzmittel eingenommen?
ja __ nein __ Uhrzeit _____
gab es Linderung? ja __ nein __
Alkoholkonsum? ja __ nein __
Nikotinkonsum? ja __ nein __
Stress? ja __ nein __
tägliche Bewegung? ja __ nein __
treiben Sie Sport? ja __ nein __
sitzen Sie viel? ja __ nein __

0 1 2 3 4 5 6 7 8 9 10
keine- leichte- mäßige- starke- sehr starke- stärkste- Schmerzen

Datum _____ ich bin aufgewacht durch Schmerzen
ja __ nein __ Uhrzeit _____

Schmerzbeginn Uhrzeit _____
Schmerzdauer ca. in Stunden _____
Schmerzstärke 1 bis 10 _____
◄ Schmerzort / Wo ist der Schmerz?
Bitte links in die Beine einzeichnen!
Haben Sie Schmerzmittel eingenommen?
ja __ nein __ Uhrzeit _____
gab es Linderung? ja __ nein __
Alkoholkonsum? ja __ nein __
Nikotinkonsum? ja __ nein __
Stress? ja __ nein __
tägliche Bewegung? ja __ nein __
treiben Sie Sport? ja __ nein __
sitzen Sie viel? ja __ nein __

Datum _____ ich bin aufgewacht durch Schmerzen
ja __ nein __ Uhrzeit _____

Schmerzbeginn Uhrzeit _____
Schmerzdauer ca. in Stunden _____
Schmerzstärke 1 bis 10 _____
◄ Schmerzort / Wo ist der Schmerz?
Bitte links in die Beine einzeichnen!
Haben Sie Schmerzmittel eingenommen?
ja __ nein __ Uhrzeit _____
gab es Linderung? ja __ nein __
Alkoholkonsum? ja __ nein __
Nikotinkonsum? ja __ nein __
Stress? ja __ nein __
tägliche Bewegung? ja __ nein __
treiben Sie Sport? ja __ nein __
sitzen Sie viel? ja __ nein __

0
1
2
3
4
5
6
7
8
9
10

keine- leichte- mäßige- starke- sehr starke- stärkste- Schmerzen

Datum _____ ich bin aufgewacht durch Schmerzen
ja __ nein __ Uhrzeit _____

Schmerzbeginn Uhrzeit _____
Schmerzdauer ca. in Stunden _____
Schmerzstärke 1 bis 10 _____
◄ Schmerzort / Wo ist der Schmerz?
Bitte links in die Beine einzeichnen!
Haben Sie Schmerzmittel eingenommen?
ja __ nein __ Uhrzeit _____
gab es Linderung? ja __ nein __
Alkoholkonsum? ja __ nein __
Nikotinkonsum? ja __ nein __
Stress? ja __ nein __
tägliche Bewegung? ja __ nein __
treiben Sie Sport? ja __ nein __
sitzen Sie viel? ja __ nein __

Datum _____ ich bin aufgewacht durch Schmerzen
ja __ nein __ Uhrzeit _____

Schmerzbeginn Uhrzeit _____
Schmerzdauer ca. in Stunden _____
Schmerzstärke 1 bis 10 _____
◄ Schmerzort / Wo ist der Schmerz?
Bitte links in die Beine einzeichnen!
Haben Sie Schmerzmittel eingenommen?
ja __ nein __ Uhrzeit _____
gab es Linderung? ja __ nein __
Alkoholkonsum? ja __ nein __
Nikotinkonsum? ja __ nein __
Stress? ja __ nein __
tägliche Bewegung? ja __ nein __
treiben Sie Sport? ja __ nein __
sitzen Sie viel? ja __ nein __

0
1
2
3
4
5
6
7
8
9
10

keine- leichte- mäßige- starke- sehr starke- stärkste- Schmerzen

Datum _____ ich bin aufgewacht durch Schmerzen
ja __ nein __ Uhrzeit _____

Schmerzbeginn Uhrzeit _____
Schmerzdauer ca. in Stunden _____
Schmerzstärke 1 bis 10 _____
◄ Schmerzort / Wo ist der Schmerz?
Bitte links in die Beine einzeichnen!
Haben Sie Schmerzmittel eingenommen?
ja __ nein __ Uhrzeit _____
gab es Linderung? ja __ nein __
Alkoholkonsum? ja __ nein __
Nikotinkonsum? ja __ nein __
Stress? ja __ nein __
tägliche Bewegung? ja __ nein __
treiben Sie Sport? ja __ nein __
sitzen Sie viel? ja __ nein __

Datum _____ ich bin aufgewacht durch Schmerzen
ja __ nein __ Uhrzeit _____

Schmerzbeginn Uhrzeit _____
Schmerzdauer ca. in Stunden _____
Schmerzstärke 1 bis 10 _____
◄ Schmerzort / Wo ist der Schmerz?
Bitte links in die Beine einzeichnen!
Haben Sie Schmerzmittel eingenommen?
ja __ nein __ Uhrzeit _____
gab es Linderung? ja __ nein __
Alkoholkonsum? ja __ nein __
Nikotinkonsum? ja __ nein __
Stress? ja __ nein __
tägliche Bewegung? ja __ nein __
treiben Sie Sport? ja __ nein __
sitzen Sie viel? ja __ nein __

0 1 2 3 4 5 6 7 8 9 10

keine- leichte- mäßige- starke- sehr starke- stärkste- Schmerzen

Datum _____ ich bin aufgewacht durch Schmerzen
ja __ nein __ Uhrzeit _____

Schmerzbeginn Uhrzeit _____
Schmerzdauer ca. in Stunden _____
Schmerzstärke 1 bis 10 _____
◀ Schmerzort / Wo ist der Schmerz?
Bitte links in die Beine einzeichnen!
Haben Sie Schmerzmittel eingenommen?
ja __ nein __ Uhrzeit _____
gab es Linderung? ja __ nein __
Alkoholkonsum? ja __ nein __
Nikotinkonsum? ja __ nein __
Stress? ja __ nein __
tägliche Bewegung? ja __ nein __
treiben Sie Sport? ja __ nein __
sitzen Sie viel? ja __ nein __

Datum _____ ich bin aufgewacht durch Schmerzen
ja __ nein __ Uhrzeit _____

Schmerzbeginn Uhrzeit _____
Schmerzdauer ca. in Stunden _____
Schmerzstärke 1 bis 10 _____
◀ Schmerzort / Wo ist der Schmerz?
Bitte links in die Beine einzeichnen!
Haben Sie Schmerzmittel eingenommen?
ja __ nein __ Uhrzeit _____
gab es Linderung? ja __ nein __
Alkoholkonsum? ja __ nein __
Nikotinkonsum? ja __ nein __
Stress? ja __ nein __
tägliche Bewegung? ja __ nein __
treiben Sie Sport? ja __ nein __
sitzen Sie viel? ja __ nein __

0
1
2
3
4
5
6
7
8
9
10

keine- leichte- mäßige- starke- sehr starke- stärkste- Schmerzen

Datum _____ ich bin aufgewacht durch Schmerzen
ja __ nein __ Uhrzeit _____

Schmerzbeginn Uhrzeit _____
Schmerzdauer ca. in Stunden _____
Schmerzstärke 1 bis 10 _____
◀ Schmerzort / Wo ist der Schmerz?
Bitte links in die Beine einzeichnen!
Haben Sie Schmerzmittel eingenommen?
ja __ nein __ Uhrzeit _____
gab es Linderung? ja __ nein __
Alkoholkonsum? ja __ nein __
Nikotinkonsum? ja __ nein __
Stress? ja __ nein __
tägliche Bewegung? ja __ nein __
treiben Sie Sport? ja __ nein __
sitzen Sie viel? ja __ nein __

Datum _____ ich bin aufgewacht durch Schmerzen
ja __ nein __ Uhrzeit _____

Schmerzbeginn Uhrzeit _____
Schmerzdauer ca. in Stunden _____
Schmerzstärke 1 bis 10 _____
◀ Schmerzort / Wo ist der Schmerz?
Bitte links in die Beine einzeichnen!
Haben Sie Schmerzmittel eingenommen?
ja __ nein __ Uhrzeit _____
gab es Linderung? ja __ nein __
Alkoholkonsum? ja __ nein __
Nikotinkonsum? ja __ nein __
Stress? ja __ nein __
tägliche Bewegung? ja __ nein __
treiben Sie Sport? ja __ nein __
sitzen Sie viel? ja __ nein __

0
1
2
3
4
5
6
7
8
9
10

keine- leichte- mäßige- starke- sehr starke- stärkste- Schmerzen

Datum _____ ich bin aufgewacht durch Schmerzen
ja __ nein __ Uhrzeit _____

Schmerzbeginn Uhrzeit _____
Schmerzdauer ca. in Stunden _____
Schmerzstärke 1 bis 10 _____
◄ Schmerzort / Wo ist der Schmerz?
Bitte links in die Beine einzeichnen!
Haben Sie Schmerzmittel eingenommen?
ja __ nein __ Uhrzeit _____
gab es Linderung? ja __ nein __
Alkoholkonsum? ja __ nein __
Nikotinkonsum? ja __ nein __
Stress? ja __ nein __
tägliche Bewegung? ja __ nein __
treiben Sie Sport? ja __ nein __
sitzen Sie viel? ja __ nein __

Datum _____ ich bin aufgewacht durch Schmerzen
ja __ nein __ Uhrzeit _____

Schmerzbeginn Uhrzeit _____
Schmerzdauer ca. in Stunden _____
Schmerzstärke 1 bis 10 _____
◄ Schmerzort / Wo ist der Schmerz?
Bitte links in die Beine einzeichnen!
Haben Sie Schmerzmittel eingenommen?
ja __ nein __ Uhrzeit _____
gab es Linderung? ja __ nein __
Alkoholkonsum? ja __ nein __
Nikotinkonsum? ja __ nein __
Stress? ja __ nein __
tägliche Bewegung? ja __ nein __
treiben Sie Sport? ja __ nein __
sitzen Sie viel? ja __ nein __

0
1
2
3
4
5
6
7
8
9
10

keine- leichte- mäßige- starke- sehr starke- stärkste- Schmerzen

Datum _____ ich bin aufgewacht durch Schmerzen
ja __ nein __ Uhrzeit _____

Schmerzbeginn Uhrzeit _____
Schmerzdauer ca. in Stunden _____
Schmerzstärke 1 bis 10 _____
◀ Schmerzort / Wo ist der Schmerz?
Bitte links in die Beine einzeichnen!
Haben Sie Schmerzmittel eingenommen?
ja __ nein __ Uhrzeit _____
gab es Linderung? ja __ nein __
Alkoholkonsum? ja __ nein __
Nikotinkonsum? ja __ nein __
Stress? ja __ nein __
tägliche Bewegung? ja __ nein __
treiben Sie Sport? ja __ nein __
sitzen Sie viel? ja __ nein __

Datum _____ ich bin aufgewacht durch Schmerzen
ja __ nein __ Uhrzeit _____

Schmerzbeginn Uhrzeit _____
Schmerzdauer ca. in Stunden _____
Schmerzstärke 1 bis 10 _____
◀ Schmerzort / Wo ist der Schmerz?
Bitte links in die Beine einzeichnen!
Haben Sie Schmerzmittel eingenommen?
ja __ nein __ Uhrzeit _____
gab es Linderung? ja __ nein __
Alkoholkonsum? ja __ nein __
Nikotinkonsum? ja __ nein __
Stress? ja __ nein __
tägliche Bewegung? ja __ nein __
treiben Sie Sport? ja __ nein __
sitzen Sie viel? ja __ nein __

0
1
2
3
4
5
6
7
8
9
10

keine- leichte- mäßige- starke- sehr starke- stärkste- Schmerzen

Datum _____ ich bin aufgewacht durch Schmerzen
ja __ nein __ Uhrzeit _____

Schmerzbeginn Uhrzeit _____
Schmerzdauer ca. in Stunden _____
Schmerzstärke 1 bis 10 _____
◀ Schmerzort / Wo ist der Schmerz?
Bitte links in die Beine einzeichnen!
Haben Sie Schmerzmittel eingenommen?
ja __ nein __ Uhrzeit _____
gab es Linderung? ja __ nein __
Alkoholkonsum? ja __ nein __
Nikotinkonsum? ja __ nein __
Stress? ja __ nein __
tägliche Bewegung? ja __ nein __
treiben Sie Sport? ja __ nein __
sitzen Sie viel? ja __ nein __

Datum _____ ich bin aufgewacht durch Schmerzen
ja __ nein __ Uhrzeit _____

Schmerzbeginn Uhrzeit _____
Schmerzdauer ca. in Stunden _____
Schmerzstärke 1 bis 10 _____
◀ Schmerzort / Wo ist der Schmerz?
Bitte links in die Beine einzeichnen!
Haben Sie Schmerzmittel eingenommen?
ja __ nein __ Uhrzeit _____
gab es Linderung? ja __ nein __
Alkoholkonsum? ja __ nein __
Nikotinkonsum? ja __ nein __
Stress? ja __ nein __
tägliche Bewegung? ja __ nein __
treiben Sie Sport? ja __ nein __
sitzen Sie viel? ja __ nein __

0 1 2 3 4 5 6 7 8 9 10

keine- leichte- mäßige- starke- sehr starke- stärkste- Schmerzen

Datum _____ ich bin aufgewacht durch Schmerzen
ja __ nein __ Uhrzeit _____

Schmerzbeginn Uhrzeit _____
Schmerzdauer ca. in Stunden _____
Schmerzstärke 1 bis 10 _____
◀ Schmerzort / Wo ist der Schmerz?
Bitte links in die Beine einzeichnen!
Haben Sie Schmerzmittel eingenommen?
ja __ nein __ Uhrzeit _____
gab es Linderung? ja __ nein __
Alkoholkonsum? ja __ nein __
Nikotinkonsum? ja __ nein __
Stress? ja __ nein __
tägliche Bewegung? ja __ nein __
treiben Sie Sport? ja __ nein __
sitzen Sie viel? ja __ nein __

Datum _____ ich bin aufgewacht durch Schmerzen
ja __ nein __ Uhrzeit _____

Schmerzbeginn Uhrzeit _____
Schmerzdauer ca. in Stunden _____
Schmerzstärke 1 bis 10 _____
◀ Schmerzort / Wo ist der Schmerz?
Bitte links in die Beine einzeichnen!
Haben Sie Schmerzmittel eingenommen?
ja __ nein __ Uhrzeit _____
gab es Linderung? ja __ nein __
Alkoholkonsum? ja __ nein __
Nikotinkonsum? ja __ nein __
Stress? ja __ nein __
tägliche Bewegung? ja __ nein __
treiben Sie Sport? ja __ nein __
sitzen Sie viel? ja __ nein __

0 1 2 3 4 5 6 7 8 9 10

keine- leichte- mäßige- starke- sehr starke- stärkste- Schmerzen

Datum _____ ich bin aufgewacht durch Schmerzen
ja __ nein __ Uhrzeit _____

Schmerzbeginn Uhrzeit _____
Schmerzdauer ca. in Stunden _____
Schmerzstärke 1 bis 10 _____
◀ Schmerzort / Wo ist der Schmerz?
Bitte links in die Beine einzeichnen!
Haben Sie Schmerzmittel eingenommen?
ja __ nein __ Uhrzeit _____
gab es Linderung? ja __ nein __
Alkoholkonsum? ja __ nein __
Nikotinkonsum? ja __ nein __
Stress? ja __ nein __
tägliche Bewegung? ja __ nein __
treiben Sie Sport? ja __ nein __
sitzen Sie viel? ja __ nein __

Datum _____ ich bin aufgewacht durch Schmerzen
ja __ nein __ Uhrzeit _____

Schmerzbeginn Uhrzeit _____
Schmerzdauer ca. in Stunden _____
Schmerzstärke 1 bis 10 _____
◀ Schmerzort / Wo ist der Schmerz?
Bitte links in die Beine einzeichnen!
Haben Sie Schmerzmittel eingenommen?
ja __ nein __ Uhrzeit _____
gab es Linderung? ja __ nein __
Alkoholkonsum? ja __ nein __
Nikotinkonsum? ja __ nein __
Stress? ja __ nein __
tägliche Bewegung? ja __ nein __
treiben Sie Sport? ja __ nein __
sitzen Sie viel? ja __ nein __

0
1
2
3
4
5
6
7
8
9
10

keine- leichte- mäßige- starke- sehr starke- stärkste- Schmerzen

Datum _____ ich bin aufgewacht durch Schmerzen
ja __ nein __ Uhrzeit _____

Schmerzbeginn Uhrzeit _____
Schmerzdauer ca. in Stunden _____
Schmerzstärke 1 bis 10 _____
◀ Schmerzort / Wo ist der Schmerz?
Bitte links in die Beine einzeichnen!
Haben Sie Schmerzmittel eingenommen?
ja __ nein __ Uhrzeit _____
gab es Linderung? ja __ nein __
Alkoholkonsum? ja __ nein __
Nikotinkonsum? ja __ nein __
Stress? ja __ nein __
tägliche Bewegung? ja __ nein __
treiben Sie Sport? ja __ nein __
sitzen Sie viel? ja __ nein __

Datum _____ ich bin aufgewacht durch Schmerzen
ja __ nein __ Uhrzeit _____

Schmerzbeginn Uhrzeit _____
Schmerzdauer ca. in Stunden _____
Schmerzstärke 1 bis 10 _____
◀ Schmerzort / Wo ist der Schmerz?
Bitte links in die Beine einzeichnen!
Haben Sie Schmerzmittel eingenommen?
ja __ nein __ Uhrzeit _____
gab es Linderung? ja __ nein __
Alkoholkonsum? ja __ nein __
Nikotinkonsum? ja __ nein __
Stress? ja __ nein __
tägliche Bewegung? ja __ nein __
treiben Sie Sport? ja __ nein __
sitzen Sie viel? ja __ nein __

0
1
2
3
4
5
6
7
8
9
10

keine- leichte- mäßige- starke- sehr starke- stärkste- Schmerzen

Datum _____ ich bin aufgewacht durch Schmerzen
ja __ nein __ Uhrzeit _____

Schmerzbeginn Uhrzeit _____
Schmerzdauer ca. in Stunden _____
Schmerzstärke 1 bis 10 _____
◀ Schmerzort / Wo ist der Schmerz?
Bitte links in die Beine einzeichnen!
Haben Sie Schmerzmittel eingenommen?
ja __ nein __ Uhrzeit _____
gab es Linderung? ja __ nein __
Alkoholkonsum? ja __ nein __
Nikotinkonsum? ja __ nein __
Stress? ja __ nein __
tägliche Bewegung? ja __ nein __
treiben Sie Sport? ja __ nein __
sitzen Sie viel? ja __ nein __

Datum _____ ich bin aufgewacht durch Schmerzen
ja __ nein __ Uhrzeit _____

Schmerzbeginn Uhrzeit _____
Schmerzdauer ca. in Stunden _____
Schmerzstärke 1 bis 10 _____
◀ Schmerzort / Wo ist der Schmerz?
Bitte links in die Beine einzeichnen!
Haben Sie Schmerzmittel eingenommen?
ja __ nein __ Uhrzeit _____
gab es Linderung? ja __ nein __
Alkoholkonsum? ja __ nein __
Nikotinkonsum? ja __ nein __
Stress? ja __ nein __
tägliche Bewegung? ja __ nein __
treiben Sie Sport? ja __ nein __
sitzen Sie viel? ja __ nein __

0
1
2
3
4
5
6
7
8
9
10

keine- leichte- mäßige- starke- sehr starke- stärkste- Schmerzen

Datum _____ ich bin aufgewacht durch Schmerzen
ja __ nein __ Uhrzeit _____

Schmerzbeginn Uhrzeit _____
Schmerzdauer ca. in Stunden _____
Schmerzstärke 1 bis 10 _____
◀ Schmerzort / Wo ist der Schmerz?
Bitte links in die Beine einzeichnen!
Haben Sie Schmerzmittel eingenommen?
ja __ nein __ Uhrzeit _____
gab es Linderung? ja __ nein __
Alkoholkonsum? ja __ nein __
Nikotinkonsum? ja __ nein __
Stress? ja __ nein __
tägliche Bewegung? ja __ nein __
treiben Sie Sport? ja __ nein __
sitzen Sie viel? ja __ nein __

Datum _____ ich bin aufgewacht durch Schmerzen
ja __ nein __ Uhrzeit _____

Schmerzbeginn Uhrzeit _____
Schmerzdauer ca. in Stunden _____
Schmerzstärke 1 bis 10 _____
◀ Schmerzort / Wo ist der Schmerz?
Bitte links in die Beine einzeichnen!
Haben Sie Schmerzmittel eingenommen?
ja __ nein __ Uhrzeit _____
gab es Linderung? ja __ nein __
Alkoholkonsum? ja __ nein __
Nikotinkonsum? ja __ nein __
Stress? ja __ nein __
tägliche Bewegung? ja __ nein __
treiben Sie Sport? ja __ nein __
sitzen Sie viel? ja __ nein __

0
1
2
3
4
5
6
7
8
9
10

keine- leichte- mäßige- starke- sehr starke- stärkste- Schmerzen

Datum _____ ich bin aufgewacht durch Schmerzen
ja __ nein __ Uhrzeit _____

Schmerzbeginn Uhrzeit _____
Schmerzdauer ca. in Stunden _____
Schmerzstärke 1 bis 10 _____
◀ Schmerzort / Wo ist der Schmerz?
Bitte links in die Beine einzeichnen!
Haben Sie Schmerzmittel eingenommen?
ja __ nein __ Uhrzeit _____
gab es Linderung? ja __ nein __
Alkoholkonsum? ja __ nein __
Nikotinkonsum? ja __ nein __
Stress? ja __ nein __
tägliche Bewegung? ja __ nein __
treiben Sie Sport? ja __ nein __
sitzen Sie viel? ja __ nein __

Datum _____ ich bin aufgewacht durch Schmerzen
ja __ nein __ Uhrzeit _____

Schmerzbeginn Uhrzeit _____
Schmerzdauer ca. in Stunden _____
Schmerzstärke 1 bis 10 _____
◀ Schmerzort / Wo ist der Schmerz?
Bitte links in die Beine einzeichnen!
Haben Sie Schmerzmittel eingenommen?
ja __ nein __ Uhrzeit _____
gab es Linderung? ja __ nein __
Alkoholkonsum? ja __ nein __
Nikotinkonsum? ja __ nein __
Stress? ja __ nein __
tägliche Bewegung? ja __ nein __
treiben Sie Sport? ja __ nein __
sitzen Sie viel? ja __ nein __

0
1
2
3
4
5
6
7
8
9
10

keine- leichte- mäßige- starke- sehr starke- stärkste- Schmerzen

Datum _____ ich bin aufgewacht durch Schmerzen
ja __ nein __ Uhrzeit _____

Schmerzbeginn Uhrzeit _____
Schmerzdauer ca. in Stunden _____
Schmerzstärke 1 bis 10 _____
◀ Schmerzort / Wo ist der Schmerz?
Bitte links in die Beine einzeichnen!
Haben Sie Schmerzmittel eingenommen?
ja __ nein __ Uhrzeit _____
gab es Linderung? ja __ nein __
Alkoholkonsum? ja __ nein __
Nikotinkonsum? ja __ nein __
Stress? ja __ nein __
tägliche Bewegung? ja __ nein __
treiben Sie Sport? ja __ nein __
sitzen Sie viel? ja __ nein __

Datum _____ ich bin aufgewacht durch Schmerzen
ja __ nein __ Uhrzeit _____

Schmerzbeginn Uhrzeit _____
Schmerzdauer ca. in Stunden _____
Schmerzstärke 1 bis 10 _____
◀ Schmerzort / Wo ist der Schmerz?
Bitte links in die Beine einzeichnen!
Haben Sie Schmerzmittel eingenommen?
ja __ nein __ Uhrzeit _____
gab es Linderung? ja __ nein __
Alkoholkonsum? ja __ nein __
Nikotinkonsum? ja __ nein __
Stress? ja __ nein __
tägliche Bewegung? ja __ nein __
treiben Sie Sport? ja __ nein __
sitzen Sie viel? ja __ nein __

0 1 2 3 4 5 6 7 8 9 10

keine- leichte- mäßige- starke- sehr starke- stärkste- stärkste- Schmerzen

Datum _____ ich bin aufgewacht durch Schmerzen
ja __ nein __ Uhrzeit _____

Schmerzbeginn Uhrzeit _____
Schmerzdauer ca. in Stunden _____
Schmerzstärke 1 bis 10 _____
◀ Schmerzort / Wo ist der Schmerz?
Bitte links in die Beine einzeichnen!
Haben Sie Schmerzmittel eingenommen?
ja __ nein __ Uhrzeit _____
gab es Linderung? ja __ nein __
Alkoholkonsum? ja __ nein __
Nikotinkonsum? ja __ nein __
Stress? ja __ nein __
tägliche Bewegung? ja __ nein __
treiben Sie Sport? ja __ nein __
sitzen Sie viel? ja __ nein __

Datum _____ ich bin aufgewacht durch Schmerzen
ja __ nein __ Uhrzeit _____

Schmerzbeginn Uhrzeit _____
Schmerzdauer ca. in Stunden _____
Schmerzstärke 1 bis 10 _____
◀ Schmerzort / Wo ist der Schmerz?
Bitte links in die Beine einzeichnen!
Haben Sie Schmerzmittel eingenommen?
ja __ nein __ Uhrzeit _____
gab es Linderung? ja __ nein __
Alkoholkonsum? ja __ nein __
Nikotinkonsum? ja __ nein __
Stress? ja __ nein __
tägliche Bewegung? ja __ nein __
treiben Sie Sport? ja __ nein __
sitzen Sie viel? ja __ nein __

0
1
2
3
4
5
6
7
8
9
10

keine- leichte- mäßige- starke- sehr starke- stärkste- Schmerzen

Datum _____ ich bin aufgewacht durch Schmerzen
ja __ nein __ Uhrzeit _____

Schmerzbeginn Uhrzeit _____
Schmerzdauer ca. in Stunden _____
Schmerzstärke 1 bis 10 _____
◀ Schmerzort / Wo ist der Schmerz?
Bitte links in die Beine einzeichnen!
Haben Sie Schmerzmittel eingenommen?
ja __ nein __ Uhrzeit _____
gab es Linderung? ja __ nein __
Alkoholkonsum? ja __ nein __
Nikotinkonsum? ja __ nein __
Stress? ja __ nein __
tägliche Bewegung? ja __ nein __
treiben Sie Sport? ja __ nein __
sitzen Sie viel? ja __ nein __

Datum _____ ich bin aufgewacht durch Schmerzen
ja __ nein __ Uhrzeit _____

Schmerzbeginn Uhrzeit _____
Schmerzdauer ca. in Stunden _____
Schmerzstärke 1 bis 10 _____
◀ Schmerzort / Wo ist der Schmerz?
Bitte links in die Beine einzeichnen!
Haben Sie Schmerzmittel eingenommen?
ja __ nein __ Uhrzeit _____
gab es Linderung? ja __ nein __
Alkoholkonsum? ja __ nein __
Nikotinkonsum? ja __ nein __
Stress? ja __ nein __
tägliche Bewegung? ja __ nein __
treiben Sie Sport? ja __ nein __
sitzen Sie viel? ja __ nein __

0
1
2
3
4
5
6
7
8
9
10

keine- leichte- mäßige- starke- sehr starke- stärkste- Schmerzen

Datum _____ ich bin aufgewacht durch Schmerzen
ja __ nein __ Uhrzeit _____

Schmerzbeginn Uhrzeit _____
Schmerzdauer ca. in Stunden _____
Schmerzstärke 1 bis 10 _____
◀ Schmerzort / Wo ist der Schmerz?
Bitte links in die Beine einzeichnen!
Haben Sie Schmerzmittel eingenommen?
ja __ nein __ Uhrzeit _____
gab es Linderung? ja __ nein __
Alkoholkonsum? ja __ nein __
Nikotinkonsum? ja __ nein __
Stress? ja __ nein __
tägliche Bewegung? ja __ nein __
treiben Sie Sport? ja __ nein __
sitzen Sie viel? ja __ nein __

Datum _____ ich bin aufgewacht durch Schmerzen
ja __ nein __ Uhrzeit _____

Schmerzbeginn Uhrzeit _____
Schmerzdauer ca. in Stunden _____
Schmerzstärke 1 bis 10 _____
◀ Schmerzort / Wo ist der Schmerz?
Bitte links in die Beine einzeichnen!
Haben Sie Schmerzmittel eingenommen?
ja __ nein __ Uhrzeit _____
gab es Linderung? ja __ nein __
Alkoholkonsum? ja __ nein __
Nikotinkonsum? ja __ nein __
Stress? ja __ nein __
tägliche Bewegung? ja __ nein __
treiben Sie Sport? ja __ nein __
sitzen Sie viel? ja __ nein __

0
1
2
3
4
5
6
7
8
9
10

keine- leichte- mäßige- starke- sehr starke- stärkste- Schmerzen

Datum _____ ich bin aufgewacht durch Schmerzen
ja __ nein __ Uhrzeit _____

Schmerzbeginn Uhrzeit _____
Schmerzdauer ca. in Stunden _____
Schmerzstärke 1 bis 10 _____
◄ Schmerzort / Wo ist der Schmerz?
Bitte links in die Beine einzeichnen!
Haben Sie Schmerzmittel eingenommen?
ja __ nein __ Uhrzeit _____
gab es Linderung? ja __ nein __
Alkoholkonsum? ja __ nein __
Nikotinkonsum? ja __ nein __
Stress? ja __ nein __
tägliche Bewegung? ja __ nein __
treiben Sie Sport? ja __ nein __
sitzen Sie viel? ja __ nein __

Datum _____ ich bin aufgewacht durch Schmerzen
ja __ nein __ Uhrzeit _____

Schmerzbeginn Uhrzeit _____
Schmerzdauer ca. in Stunden _____
Schmerzstärke 1 bis 10 _____
◄ Schmerzort / Wo ist der Schmerz?
Bitte links in die Beine einzeichnen!
Haben Sie Schmerzmittel eingenommen?
ja __ nein __ Uhrzeit _____
gab es Linderung? ja __ nein __
Alkoholkonsum? ja __ nein __
Nikotinkonsum? ja __ nein __
Stress? ja __ nein __
tägliche Bewegung? ja __ nein __
treiben Sie Sport? ja __ nein __
sitzen Sie viel? ja __ nein __

0
1
2
3
4
5
6
7
8
9
10

keine- leichte- mäßige- starke- sehr starke- stärkste- Schmerzen

Datum _____ ich bin aufgewacht durch Schmerzen
ja __ nein __ Uhrzeit _____

Schmerzbeginn Uhrzeit _____
Schmerzdauer ca. in Stunden _____
Schmerzstärke 1 bis 10 _____
◄ Schmerzort / Wo ist der Schmerz?
Bitte links in die Beine einzeichnen!
Haben Sie Schmerzmittel eingenommen?
ja __ nein __ Uhrzeit _____
gab es Linderung? ja __ nein __
Alkoholkonsum? ja __ nein __
Nikotinkonsum? ja __ nein __
Stress? ja __ nein __
tägliche Bewegung? ja __ nein __
treiben Sie Sport? ja __ nein __
sitzen Sie viel? ja __ nein __

Datum _____ ich bin aufgewacht durch Schmerzen
ja __ nein __ Uhrzeit _____

Schmerzbeginn Uhrzeit _____
Schmerzdauer ca. in Stunden _____
Schmerzstärke 1 bis 10 _____
◄ Schmerzort / Wo ist der Schmerz?
Bitte links in die Beine einzeichnen!
Haben Sie Schmerzmittel eingenommen?
ja __ nein __ Uhrzeit _____
gab es Linderung? ja __ nein __
Alkoholkonsum? ja __ nein __
Nikotinkonsum? ja __ nein __
Stress? ja __ nein __
tägliche Bewegung? ja __ nein __
treiben Sie Sport? ja __ nein __
sitzen Sie viel? ja __ nein __

0
1
2
3
4
5
6
7
8
9
10

keine- leichte- mäßige- starke- sehr starke- stärkste- Schmerzen

Datum _____ ich bin aufgewacht durch Schmerzen
ja __ nein __ Uhrzeit _____

Schmerzbeginn Uhrzeit _____
Schmerzdauer ca. in Stunden _____
Schmerzstärke 1 bis 10 _____
◀ Schmerzort / Wo ist der Schmerz?
Bitte links in die Beine einzeichnen!
Haben Sie Schmerzmittel eingenommen?
ja __ nein __ Uhrzeit _____
gab es Linderung? ja __ nein __
Alkoholkonsum? ja __ nein __
Nikotinkonsum? ja __ nein __
Stress? ja __ nein __
tägliche Bewegung? ja __ nein __
treiben Sie Sport? ja __ nein __
sitzen Sie viel? ja __ nein __

Datum _____ ich bin aufgewacht durch Schmerzen
ja __ nein __ Uhrzeit _____

Schmerzbeginn Uhrzeit _____
Schmerzdauer ca. in Stunden _____
Schmerzstärke 1 bis 10 _____
◀ Schmerzort / Wo ist der Schmerz?
Bitte links in die Beine einzeichnen!
Haben Sie Schmerzmittel eingenommen?
ja __ nein __ Uhrzeit _____
gab es Linderung? ja __ nein __
Alkoholkonsum? ja __ nein __
Nikotinkonsum? ja __ nein __
Stress? ja __ nein __
tägliche Bewegung? ja __ nein __
treiben Sie Sport? ja __ nein __
sitzen Sie viel? ja __ nein __

0 1 2 3 4 5 6 7 8 9 10

keine- leichte- mäßige- starke- sehr starke- stärkste- Schmerzen

Datum _____ ich bin aufgewacht durch Schmerzen
ja __ nein __ Uhrzeit _____

Schmerzbeginn Uhrzeit _____
Schmerzdauer ca. in Stunden _____
Schmerzstärke 1 bis 10 _____
◄ Schmerzort / Wo ist der Schmerz?
Bitte links in die Beine einzeichnen!
Haben Sie Schmerzmittel eingenommen?
ja __ nein __ Uhrzeit _____
gab es Linderung? ja __ nein __
Alkoholkonsum? ja __ nein __
Nikotinkonsum? ja __ nein __
Stress? ja __ nein __
tägliche Bewegung? ja __ nein __
treiben Sie Sport? ja __ nein __
sitzen Sie viel? ja __ nein __

Datum _____ ich bin aufgewacht durch Schmerzen
ja __ nein __ Uhrzeit _____

Schmerzbeginn Uhrzeit _____
Schmerzdauer ca. in Stunden _____
Schmerzstärke 1 bis 10 _____
◄ Schmerzort / Wo ist der Schmerz?
Bitte links in die Beine einzeichnen!
Haben Sie Schmerzmittel eingenommen?
ja __ nein __ Uhrzeit _____
gab es Linderung? ja __ nein __
Alkoholkonsum? ja __ nein __
Nikotinkonsum? ja __ nein __
Stress? ja __ nein __
tägliche Bewegung? ja __ nein __
treiben Sie Sport? ja __ nein __
sitzen Sie viel? ja __ nein __

0
1
2
3
4
5
6
7
8
9
10

keine- leichte- mäßige- starke- sehr starke- stärkste- Schmerzen

Datum _____ ich bin aufgewacht durch Schmerzen
ja __ nein __ Uhrzeit _____

Schmerzbeginn Uhrzeit _____
Schmerzdauer ca. in Stunden _____
Schmerzstärke 1 bis 10 _____
◀ Schmerzort / Wo ist der Schmerz?
Bitte links in die Beine einzeichnen!
Haben Sie Schmerzmittel eingenommen?
ja __ nein __ Uhrzeit _____
gab es Linderung? ja __ nein __
Alkoholkonsum? ja __ nein __
Nikotinkonsum? ja __ nein __
Stress? ja __ nein __
tägliche Bewegung? ja __ nein __
treiben Sie Sport? ja __ nein __
sitzen Sie viel? ja __ nein __

Datum _____ ich bin aufgewacht durch Schmerzen
ja __ nein __ Uhrzeit _____

Schmerzbeginn Uhrzeit _____
Schmerzdauer ca. in Stunden _____
Schmerzstärke 1 bis 10 _____
◀ Schmerzort / Wo ist der Schmerz?
Bitte links in die Beine einzeichnen!
Haben Sie Schmerzmittel eingenommen?
ja __ nein __ Uhrzeit _____
gab es Linderung? ja __ nein __
Alkoholkonsum? ja __ nein __
Nikotinkonsum? ja __ nein __
Stress? ja __ nein __
tägliche Bewegung? ja __ nein __
treiben Sie Sport? ja __ nein __
sitzen Sie viel? ja __ nein __

keine- leichte- mäßige- starke- sehr starke- stärkste- Schmerzen
0
1
2
3
4
5
6
7
8
9
10

Datum _____ ich bin aufgewacht durch Schmerzen
ja __ nein __ Uhrzeit _____

Schmerzbeginn Uhrzeit _____
Schmerzdauer ca. in Stunden _____
Schmerzstärke 1 bis 10 _____
◄ Schmerzort / Wo ist der Schmerz?
Bitte links in die Beine einzeichnen!
Haben Sie Schmerzmittel eingenommen?
ja __ nein __ Uhrzeit _____
gab es Linderung? ja __ nein __
Alkoholkonsum? ja __ nein __
Nikotinkonsum? ja __ nein __
Stress? ja __ nein __
tägliche Bewegung? ja __ nein __
treiben Sie Sport? ja __ nein __
sitzen Sie viel? ja __ nein __

Datum _____ ich bin aufgewacht durch Schmerzen
ja __ nein __ Uhrzeit _____

Schmerzbeginn Uhrzeit _____
Schmerzdauer ca. in Stunden _____
Schmerzstärke 1 bis 10 _____
◄ Schmerzort / Wo ist der Schmerz?
Bitte links in die Beine einzeichnen!
Haben Sie Schmerzmittel eingenommen?
ja __ nein __ Uhrzeit _____
gab es Linderung? ja __ nein __
Alkoholkonsum? ja __ nein __
Nikotinkonsum? ja __ nein __
Stress? ja __ nein __
tägliche Bewegung? ja __ nein __
treiben Sie Sport? ja __ nein __
sitzen Sie viel? ja __ nein __

0 1 2 3 4 5 6 7 8 9 10

keine- leichte- mäßige- starke- sehr starke- stärkste- Schmerzen

Datum _____ ich bin aufgewacht durch Schmerzen
ja __ nein __ Uhrzeit _____

Schmerzbeginn Uhrzeit _____
Schmerzdauer ca. in Stunden _____
Schmerzstärke 1 bis 10 _____
◄ Schmerzort / Wo ist der Schmerz?
Bitte links in die Beine einzeichnen!
Haben Sie Schmerzmittel eingenommen?
ja __ nein __ Uhrzeit _____
gab es Linderung? ja __ nein __
Alkoholkonsum? ja __ nein __
Nikotinkonsum? ja __ nein __
Stress? ja __ nein __
tägliche Bewegung? ja __ nein __
treiben Sie Sport? ja __ nein __
sitzen Sie viel? ja __ nein __

Datum _____ ich bin aufgewacht durch Schmerzen
ja __ nein __ Uhrzeit _____

Schmerzbeginn Uhrzeit _____
Schmerzdauer ca. in Stunden _____
Schmerzstärke 1 bis 10 _____
◄ Schmerzort / Wo ist der Schmerz?
Bitte links in die Beine einzeichnen!
Haben Sie Schmerzmittel eingenommen?
ja __ nein __ Uhrzeit _____
gab es Linderung? ja __ nein __
Alkoholkonsum? ja __ nein __
Nikotinkonsum? ja __ nein __
Stress? ja __ nein __
tägliche Bewegung? ja __ nein __
treiben Sie Sport? ja __ nein __
sitzen Sie viel? ja __ nein __

0
1
2
3
4
5
6
7
8
9
10

keine- leichte- mäßige- starke- sehr starke- stärkste- Schmerzen

Datum _____ ich bin aufgewacht durch Schmerzen
ja __ nein __ Uhrzeit _____

Schmerzbeginn Uhrzeit _____
Schmerzdauer ca. in Stunden _____
Schmerzstärke 1 bis 10 _____
◀ Schmerzort / Wo ist der Schmerz?
Bitte links in die Beine einzeichnen!
Haben Sie Schmerzmittel eingenommen?
ja __ nein __ Uhrzeit _____
gab es Linderung? ja __ nein __
Alkoholkonsum? ja __ nein __
Nikotinkonsum? ja __ nein __
Stress? ja __ nein __
tägliche Bewegung? ja __ nein __
treiben Sie Sport? ja __ nein __
sitzen Sie viel? ja __ nein __

Datum _____ ich bin aufgewacht durch Schmerzen
ja __ nein __ Uhrzeit _____

Schmerzbeginn Uhrzeit _____
Schmerzdauer ca. in Stunden _____
Schmerzstärke 1 bis 10 _____
◀ Schmerzort / Wo ist der Schmerz?
Bitte links in die Beine einzeichnen!
Haben Sie Schmerzmittel eingenommen?
ja __ nein __ Uhrzeit _____
gab es Linderung? ja __ nein __
Alkoholkonsum? ja __ nein __
Nikotinkonsum? ja __ nein __
Stress? ja __ nein __
tägliche Bewegung? ja __ nein __
treiben Sie Sport? ja __ nein __
sitzen Sie viel? ja __ nein __

0
1
2
3
4
5
6
7
8
9
10

keine- leichte- mäßige- starke- sehr starke- stärkste- Schmerzen

Datum _____ ich bin aufgewacht durch Schmerzen
ja __ nein __ Uhrzeit _____

Schmerzbeginn Uhrzeit _____
Schmerzdauer ca. in Stunden _____
Schmerzstärke 1 bis 10 _____
◄ Schmerzort / Wo ist der Schmerz?
Bitte links in die Beine einzeichnen!
Haben Sie Schmerzmittel eingenommen?
ja __ nein __ Uhrzeit _____
gab es Linderung? ja __ nein __
Alkoholkonsum? ja __ nein __
Nikotinkonsum? ja __ nein __
Stress? ja __ nein __
tägliche Bewegung? ja __ nein __
treiben Sie Sport? ja __ nein __
sitzen Sie viel? ja __ nein __

Datum _____ ich bin aufgewacht durch Schmerzen
ja __ nein __ Uhrzeit _____

Schmerzbeginn Uhrzeit _____
Schmerzdauer ca. in Stunden _____
Schmerzstärke 1 bis 10 _____
◄ Schmerzort / Wo ist der Schmerz?
Bitte links in die Beine einzeichnen!
Haben Sie Schmerzmittel eingenommen?
ja __ nein __ Uhrzeit _____
gab es Linderung? ja __ nein __
Alkoholkonsum? ja __ nein __
Nikotinkonsum? ja __ nein __
Stress? ja __ nein __
tägliche Bewegung? ja __ nein __
treiben Sie Sport? ja __ nein __
sitzen Sie viel? ja __ nein __

0
1
2
3
4
5
6
7
8
9
10

keine- leichte- mäßige- starke- sehr starke- stärkste- Schmerzen

Datum _____ ich bin aufgewacht durch Schmerzen
ja __ nein __ Uhrzeit _____

Schmerzbeginn Uhrzeit _____
Schmerzdauer ca. in Stunden _____
Schmerzstärke 1 bis 10 _____
◀ Schmerzort / Wo ist der Schmerz?
Bitte links in die Beine einzeichnen!
Haben Sie Schmerzmittel eingenommen?
ja __ nein __ Uhrzeit _____
gab es Linderung? ja __ nein __
Alkoholkonsum? ja __ nein __
Nikotinkonsum? ja __ nein __
Stress? ja __ nein __
tägliche Bewegung? ja __ nein __
treiben Sie Sport? ja __ nein __
sitzen Sie viel? ja __ nein __

Datum _____ ich bin aufgewacht durch Schmerzen
ja __ nein __ Uhrzeit _____

Schmerzbeginn Uhrzeit _____
Schmerzdauer ca. in Stunden _____
Schmerzstärke 1 bis 10 _____
◀ Schmerzort / Wo ist der Schmerz?
Bitte links in die Beine einzeichnen!
Haben Sie Schmerzmittel eingenommen?
ja __ nein __ Uhrzeit _____
gab es Linderung? ja __ nein __
Alkoholkonsum? ja __ nein __
Nikotinkonsum? ja __ nein __
Stress? ja __ nein __
tägliche Bewegung? ja __ nein __
treiben Sie Sport? ja __ nein __
sitzen Sie viel? ja __ nein __

0
1
2
3
4
5
6
7
8
9
10

keine- leichte- mäßige- starke- sehr starke- stärkste- Schmerzen

Datum _____ ich bin aufgewacht durch Schmerzen
ja __ nein __ Uhrzeit _____

Schmerzbeginn Uhrzeit _____
Schmerzdauer ca. in Stunden _____
Schmerzstärke 1 bis 10 _____
◀ Schmerzort / Wo ist der Schmerz?
Bitte links in die Beine einzeichnen!
Haben Sie Schmerzmittel eingenommen?
ja __ nein __ Uhrzeit _____
gab es Linderung? ja __ nein __
Alkoholkonsum? ja __ nein __
Nikotinkonsum? ja __ nein __
Stress? ja __ nein __
tägliche Bewegung? ja __ nein __
treiben Sie Sport? ja __ nein __
sitzen Sie viel? ja __ nein __

Datum _____ ich bin aufgewacht durch Schmerzen
ja __ nein __ Uhrzeit _____

Schmerzbeginn Uhrzeit _____
Schmerzdauer ca. in Stunden _____
Schmerzstärke 1 bis 10 _____
◀ Schmerzort / Wo ist der Schmerz?
Bitte links in die Beine einzeichnen!
Haben Sie Schmerzmittel eingenommen?
ja __ nein __ Uhrzeit _____
gab es Linderung? ja __ nein __
Alkoholkonsum? ja __ nein __
Nikotinkonsum? ja __ nein __
Stress? ja __ nein __
tägliche Bewegung? ja __ nein __
treiben Sie Sport? ja __ nein __
sitzen Sie viel? ja __ nein __

0 1 2 3 4 5 6 7 8 9 10

keine- leichte- mäßige- starke- sehr starke- stärkste- Schmerzen

Datum _____ ich bin aufgewacht durch Schmerzen
ja __ nein __ Uhrzeit _____

Schmerzbeginn Uhrzeit _____
Schmerzdauer ca. in Stunden _____
Schmerzstärke 1 bis 10 _____
◄ Schmerzort / Wo ist der Schmerz?
Bitte links in die Beine einzeichnen!
Haben Sie Schmerzmittel eingenommen?
ja __ nein __ Uhrzeit _____
gab es Linderung? ja __ nein __
Alkoholkonsum? ja __ nein __
Nikotinkonsum? ja __ nein __
Stress? ja __ nein __
tägliche Bewegung? ja __ nein __
treiben Sie Sport? ja __ nein __
sitzen Sie viel? ja __ nein __

Datum _____ ich bin aufgewacht durch Schmerzen
ja __ nein __ Uhrzeit _____

Schmerzbeginn Uhrzeit _____
Schmerzdauer ca. in Stunden _____
Schmerzstärke 1 bis 10 _____
◄ Schmerzort / Wo ist der Schmerz?
Bitte links in die Beine einzeichnen!
Haben Sie Schmerzmittel eingenommen?
ja __ nein __ Uhrzeit _____
gab es Linderung? ja __ nein __
Alkoholkonsum? ja __ nein __
Nikotinkonsum? ja __ nein __
Stress? ja __ nein __
tägliche Bewegung? ja __ nein __
treiben Sie Sport? ja __ nein __
sitzen Sie viel? ja __ nein __

0
1
2
3
4
5
6
7
8
9
10

keine- leichte- mäßige- starke- sehr starke- stärkste- Schmerzen

Datum _____ ich bin aufgewacht durch Schmerzen
ja __ nein __ Uhrzeit _____

Schmerzbeginn Uhrzeit _____
Schmerzdauer ca. in Stunden _____
Schmerzstärke 1 bis 10 _____
◀ Schmerzort / Wo ist der Schmerz?
Bitte links in die Beine einzeichnen!
Haben Sie Schmerzmittel eingenommen?
ja __ nein __ Uhrzeit _____
gab es Linderung? ja __ nein __
Alkoholkonsum? ja __ nein __
Nikotinkonsum? ja __ nein __
Stress? ja __ nein __
tägliche Bewegung? ja __ nein __
treiben Sie Sport? ja __ nein __
sitzen Sie viel? ja __ nein __

Datum _____ ich bin aufgewacht durch Schmerzen
ja __ nein __ Uhrzeit _____

Schmerzbeginn Uhrzeit _____
Schmerzdauer ca. in Stunden _____
Schmerzstärke 1 bis 10 _____
◀ Schmerzort / Wo ist der Schmerz?
Bitte links in die Beine einzeichnen!
Haben Sie Schmerzmittel eingenommen?
ja __ nein __ Uhrzeit _____
gab es Linderung? ja __ nein __
Alkoholkonsum? ja __ nein __
Nikotinkonsum? ja __ nein __
Stress? ja __ nein __
tägliche Bewegung? ja __ nein __
treiben Sie Sport? ja __ nein __
sitzen Sie viel? ja __ nein __

0 1 2 3 4 5 6 7 8 9 10

keine- leichte- mäßige- starke- sehr starke- stärkste- Schmerzen

Datum _____ ich bin aufgewacht durch Schmerzen
ja __ nein __ Uhrzeit _____

Schmerzbeginn Uhrzeit _____
Schmerzdauer ca. in Stunden _____
Schmerzstärke 1 bis 10 _____
◀ Schmerzort / Wo ist der Schmerz?
   Bitte links in die Beine einzeichnen!
Haben Sie Schmerzmittel eingenommen?
ja __ nein __ Uhrzeit _____
gab es Linderung? ja __ nein __
Alkoholkonsum? ja __ nein __
Nikotinkonsum? ja __ nein __
Stress? ja __ nein __
tägliche Bewegung? ja __ nein __
treiben Sie Sport? ja __ nein __
sitzen Sie viel? ja __ nein __

Datum _____ ich bin aufgewacht durch Schmerzen
ja __ nein __ Uhrzeit _____

Schmerzbeginn Uhrzeit _____
Schmerzdauer ca. in Stunden _____
Schmerzstärke 1 bis 10 _____
◀ Schmerzort / Wo ist der Schmerz?
   Bitte links in die Beine einzeichnen!
Haben Sie Schmerzmittel eingenommen?
ja __ nein __ Uhrzeit _____
gab es Linderung? ja __ nein __
Alkoholkonsum? ja __ nein __
Nikotinkonsum? ja __ nein __
Stress? ja __ nein __
tägliche Bewegung? ja __ nein __
treiben Sie Sport? ja __ nein __
sitzen Sie viel? ja __ nein __

0 1 2 3 4 5 6 7 8 9 10

keine- leichte- mäßige- starke- sehr starke- stärkste- Schmerzen

Datum _____ ich bin aufgewacht durch Schmerzen
ja __ nein __ Uhrzeit _____

Schmerzbeginn Uhrzeit _____
Schmerzdauer ca. in Stunden _____
Schmerzstärke 1 bis 10 _____
◄ Schmerzort / Wo ist der Schmerz?
Bitte links in die Beine einzeichnen!
Haben Sie Schmerzmittel eingenommen?
ja __ nein __ Uhrzeit _____
gab es Linderung? ja __ nein __
Alkoholkonsum? ja __ nein __
Nikotinkonsum? ja __ nein __
Stress? ja __ nein __
tägliche Bewegung? ja __ nein __
treiben Sie Sport? ja __ nein __
sitzen Sie viel? ja __ nein __

Datum _____ ich bin aufgewacht durch Schmerzen
ja __ nein __ Uhrzeit _____

Schmerzbeginn Uhrzeit _____
Schmerzdauer ca. in Stunden _____
Schmerzstärke 1 bis 10 _____
◄ Schmerzort / Wo ist der Schmerz?
Bitte links in die Beine einzeichnen!
Haben Sie Schmerzmittel eingenommen?
ja __ nein __ Uhrzeit _____
gab es Linderung? ja __ nein __
Alkoholkonsum? ja __ nein __
Nikotinkonsum? ja __ nein __
Stress? ja __ nein __
tägliche Bewegung? ja __ nein __
treiben Sie Sport? ja __ nein __
sitzen Sie viel? ja __ nein __

0
1
2
3
4
5
6
7
8
9
10

keine- leichte- mäßige- starke- sehr starke- stärkste- Schmerzen

Datum _____ ich bin aufgewacht durch Schmerzen
ja __ nein __ Uhrzeit _____

Schmerzbeginn Uhrzeit _____
Schmerzdauer ca. in Stunden _____
Schmerzstärke 1 bis 10 _____
◀ Schmerzort / Wo ist der Schmerz?
Bitte links in die Beine einzeichnen!
Haben Sie Schmerzmittel eingenommen?
ja __ nein __ Uhrzeit _____
gab es Linderung? ja __ nein __
Alkoholkonsum? ja __ nein __
Nikotinkonsum? ja __ nein __
Stress? ja __ nein __
tägliche Bewegung? ja __ nein __
treiben Sie Sport? ja __ nein __
sitzen Sie viel? ja __ nein __

Datum _____ ich bin aufgewacht durch Schmerzen
ja __ nein __ Uhrzeit _____

Schmerzbeginn Uhrzeit _____
Schmerzdauer ca. in Stunden _____
Schmerzstärke 1 bis 10 _____
◀ Schmerzort / Wo ist der Schmerz?
Bitte links in die Beine einzeichnen!
Haben Sie Schmerzmittel eingenommen?
ja __ nein __ Uhrzeit _____
gab es Linderung? ja __ nein __
Alkoholkonsum? ja __ nein __
Nikotinkonsum? ja __ nein __
Stress? ja __ nein __
tägliche Bewegung? ja __ nein __
treiben Sie Sport? ja __ nein __
sitzen Sie viel? ja __ nein __

0 1 2 3 4 5 6 7 8 9 10

keine- leichte- mäßige- starke- sehr starke- stärkste- Schmerzen

Datum _____ ich bin aufgewacht durch Schmerzen
ja __ nein __ Uhrzeit _____

Schmerzbeginn Uhrzeit _____
Schmerzdauer ca. in Stunden _____
Schmerzstärke 1 bis 10 _____
◄ Schmerzort / Wo ist der Schmerz?
Bitte links in die Beine einzeichnen!
Haben Sie Schmerzmittel eingenommen?
ja __ nein __ Uhrzeit _____
gab es Linderung? ja __ nein __
Alkoholkonsum? ja __ nein __
Nikotinkonsum? ja __ nein __
Stress? ja __ nein __
tägliche Bewegung? ja __ nein __
treiben Sie Sport? ja __ nein __
sitzen Sie viel? ja __ nein __

Datum _____ ich bin aufgewacht durch Schmerzen
ja __ nein __ Uhrzeit _____

Schmerzbeginn Uhrzeit _____
Schmerzdauer ca. in Stunden _____
Schmerzstärke 1 bis 10 _____
◄ Schmerzort / Wo ist der Schmerz?
Bitte links in die Beine einzeichnen!
Haben Sie Schmerzmittel eingenommen?
ja __ nein __ Uhrzeit _____
gab es Linderung? ja __ nein __
Alkoholkonsum? ja __ nein __
Nikotinkonsum? ja __ nein __
Stress? ja __ nein __
tägliche Bewegung? ja __ nein __
treiben Sie Sport? ja __ nein __
sitzen Sie viel? ja __ nein __

0
1
2
3
4
5
6
7
8
9
10

keine- leichte- mäßige- starke- sehr starke- stärkste- Schmerzen

Datum _____ ich bin aufgewacht durch Schmerzen
ja __ nein __ Uhrzeit _____

Schmerzbeginn Uhrzeit _____
Schmerzdauer ca. in Stunden _____
Schmerzstärke 1 bis 10 _____
◀ Schmerzort / Wo ist der Schmerz?
Bitte links in die Beine einzeichnen!
Haben Sie Schmerzmittel eingenommen?
ja __ nein __ Uhrzeit _____
gab es Linderung? ja __ nein __
Alkoholkonsum? ja __ nein __
Nikotinkonsum? ja __ nein __
Stress? ja __ nein __
tägliche Bewegung? ja __ nein __
treiben Sie Sport? ja __ nein __
sitzen Sie viel? ja __ nein __

Datum _____ ich bin aufgewacht durch Schmerzen
ja __ nein __ Uhrzeit _____

Schmerzbeginn Uhrzeit _____
Schmerzdauer ca. in Stunden _____
Schmerzstärke 1 bis 10 _____
◀ Schmerzort / Wo ist der Schmerz?
Bitte links in die Beine einzeichnen!
Haben Sie Schmerzmittel eingenommen?
ja __ nein __ Uhrzeit _____
gab es Linderung? ja __ nein __
Alkoholkonsum? ja __ nein __
Nikotinkonsum? ja __ nein __
Stress? ja __ nein __
tägliche Bewegung? ja __ nein __
treiben Sie Sport? ja __ nein __
sitzen Sie viel? ja __ nein __

0
1
2
3
4
5
6
7
8
9
10

keine- leichte- mäßige- starke- sehr starke- stärkste- Schmerzen

Datum _____ ich bin aufgewacht durch Schmerzen
ja __ nein __ Uhrzeit _____

Schmerzbeginn Uhrzeit _____
Schmerzdauer ca. in Stunden _____
Schmerzstärke 1 bis 10 _____
◄ Schmerzort / Wo ist der Schmerz?
Bitte links in die Beine einzeichnen!
Haben Sie Schmerzmittel eingenommen?
ja __ nein __ Uhrzeit _____
gab es Linderung? ja __ nein __
Alkoholkonsum? ja __ nein __
Nikotinkonsum? ja __ nein __
Stress? ja __ nein __
tägliche Bewegung? ja __ nein __
treiben Sie Sport? ja __ nein __
sitzen Sie viel? ja __ nein __

Datum _____ ich bin aufgewacht durch Schmerzen
ja __ nein __ Uhrzeit _____

Schmerzbeginn Uhrzeit _____
Schmerzdauer ca. in Stunden _____
Schmerzstärke 1 bis 10 _____
◄ Schmerzort / Wo ist der Schmerz?
Bitte links in die Beine einzeichnen!
Haben Sie Schmerzmittel eingenommen?
ja __ nein __ Uhrzeit _____
gab es Linderung? ja __ nein __
Alkoholkonsum? ja __ nein __
Nikotinkonsum? ja __ nein __
Stress? ja __ nein __
tägliche Bewegung? ja __ nein __
treiben Sie Sport? ja __ nein __
sitzen Sie viel? ja __ nein __

0
1
2
3
4
5
6
7
8
9
10

keine- leichte- mäßige- starke- sehr starke- stärkste- Schmerzen

Datum _____ ich bin aufgewacht durch Schmerzen
ja __ nein __ Uhrzeit _____

Schmerzbeginn Uhrzeit _____
Schmerzdauer ca. in Stunden _____
Schmerzstärke 1 bis 10 _____
◄ Schmerzort / Wo ist der Schmerz?
Bitte links in die Beine einzeichnen!
Haben Sie Schmerzmittel eingenommen?
ja __ nein __ Uhrzeit _____
gab es Linderung? ja __ nein __
Alkoholkonsum? ja __ nein __
Nikotinkonsum? ja __ nein __
Stress? ja __ nein __
tägliche Bewegung? ja __ nein __
treiben Sie Sport? ja __ nein __
sitzen Sie viel? ja __ nein __

Datum _____ ich bin aufgewacht durch Schmerzen
ja __ nein __ Uhrzeit _____

Schmerzbeginn Uhrzeit _____
Schmerzdauer ca. in Stunden _____
Schmerzstärke 1 bis 10 _____
◄ Schmerzort / Wo ist der Schmerz?
Bitte links in die Beine einzeichnen!
Haben Sie Schmerzmittel eingenommen?
ja __ nein __ Uhrzeit _____
gab es Linderung? ja __ nein __
Alkoholkonsum? ja __ nein __
Nikotinkonsum? ja __ nein __
Stress? ja __ nein __
tägliche Bewegung? ja __ nein __
treiben Sie Sport? ja __ nein __
sitzen Sie viel? ja __ nein __

0
1
2
3
4
5
6
7
8
9
10

keine- leichte- mäßige- starke- sehr starke- stärkste- Schmerzen